Jasmin Kirstein

Entfalte dein Körperglück!

Ganzheitliche Fitness für Frauen

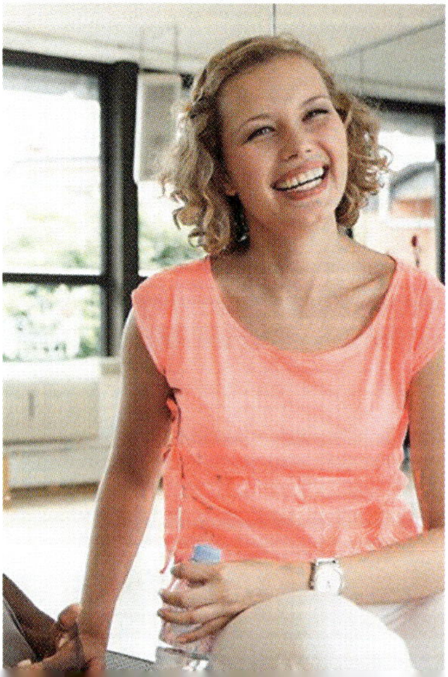

Auf dem Weg zu dir selbst

Seit fast 30 Jahren führe ich das ganzheitliche Frauenstudio My Sportlady in München und dafür bin ich sehr dankbar. Meine Arbeit mit Frauen und für Frauen erfüllt mich noch heute wie am ersten Tag. Jeden Tag öffnen wir unsere Türen aufs Neue für die Frauen, die eine Oase, eine Auszeit, ein kleines Glück in unserer gar so hektischen Zeit suchen. Immer wieder werde ich gefragt, warum denn nur Frauen? Du verzichtest doch auf die halbe Menschheit? Zu Beginn meiner Selbstständigkeit handelte ich nach meinem Gefühl, meiner Intuition, weil ich einfach spürte, dass ein Platz nur für Frauen etwas Gutes sein würde. Der regelmäßige Kontakt zu anderen Frauen erhöht unsere eigene weibliche Energie und bereichert unsere Weiblichkeit. Regelmäßige Auszeiten, Freizeiten und Wohlfühlzeiten stärken unser Selbst und lassen uns dann kraftvoll und in Harmonie wieder »heimkehren«. Wenn wir uns Zeit für uns selbst gönnen und diese genießen, helfen wir auch unserer Familie, unseren Partnern und unserem Umfeld. Wenn wir aber den Kontakt zu unserer Weiblichkeit verlieren, fühlen wir uns bald leer und ausgebrannt.

Die Rolle der Frau

Die Rolle der Frau hat sich in der westlichen Gesellschaft in den letzten Jahrzehnten extrem verändert. Zum einen haben wir an Unabhängigkeit dazugewonnen. Wir haben viel mehr Möglichkeiten, unsere eigenen Träume zu verwirklichen und unser Leben nach unseren Vorstellungen zu gestalten. Aber an Frauen werden heute auch ganz andere Erwartungen gestellt als noch vor fünfzig Jahren. Wir sind oft Mutter, Partnerin und Karrierefrau in einem. Der Beruf ist für viele Frauen mehr als ein Job, er ist ihre Berufung. Dadurch werden auch un-

sere Erwartungen höher. Wir wollen mehr erreichen, wir verlangen von unserem Job mehr als nur die Finanzierung unseres Lebensstandards. Er soll uns auch persönliche Erfüllung geben. Genauso wollen wir mit anderen mithalten. Dies bedeutet für viele Frauen eine mehrfache Belastung, die sich auf unterschiedlichen Ebenen bemerkbar macht. Viele Frauen, die in mein Studio kommen,klagen über immer wiederkehrende Rückenbeschwerden, Migräne oder Verdauungsstörungen. Ich selbst habe beobachtet, dass diese Frauen oft unter chronischem Stress leiden, während sie versuchen, ihren eigenen Erwartungen und denen anderer gerecht zu werden. Durch den oft kontraproduktiven Umgang mit Stress, durch schlechte Ernährung und die falsche Bewegung verlieren Frauen oft Kraft und Energie, die sie in schwierigen Situationen benötigen.
In diesem Buch möchte ich meine eigenen Erfahrungen weitergeben, um anderen Mut zu machen, dass Herausforderungen auch Chancen sein können, durch die wir uns weiterentwickeln und lernen. Wir können Wege finden und genügend Kraftreserven aufbauen, um auch mit der schwierigsten Situation fertigzuwerden.

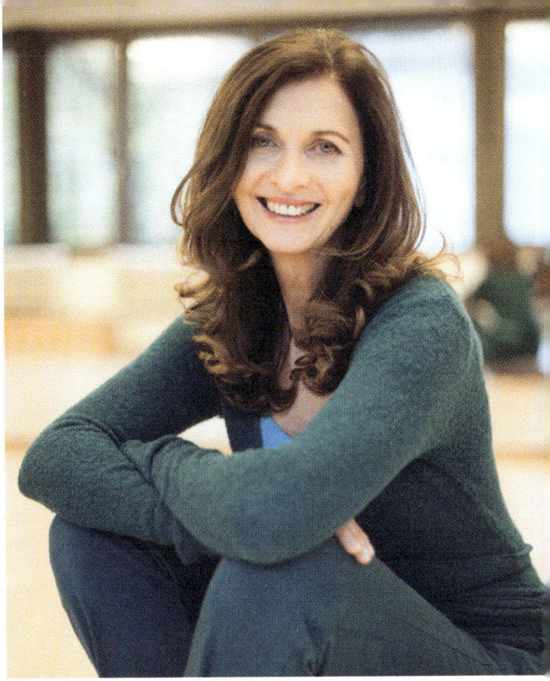

Es gibt Wege, mit Belastungen umzugehen. Wir müssen unsere Reserven nicht so lange ausschöpfen, bis nichts mehr davon übrig ist. Es liegt so viel Kraft in uns, die wir nutzen können, wenn wir uns nicht zu sehr auf die Erwartungen anderer, sondern auf unsere eigenen Bedürfnisse besinnen. Dann erwachen unsere Freude, unsere Intuition und unser wahres Selbst. Mein Anliegen ist es, jede Frau dabei zu unterstützen, sich ihrer selbst bewusst zu werden und Achtsamkeit gegenüber sich selbst zu üben. Ich möchte Wege aufzeigen, wie man Achtsamkeit und Bewusstsein wieder neu erlernen kann und wie ich selbst zu dieser Einsicht gekommen bin.

Die innere Stärke spüren

Nun hilft es aber keinem, wenn ich nur davon erzähle, dass man Achtsamkeit und Bewusstsein üben muss, um seine innere Stärke zu finden. Dies muss jede Frau für sich selbst erforschen. Was mir aber am Herzen liegt, ist, Hilfsmittel aufzuzeigen, die dabei helfen, sich stärker zu spüren. Durch jahrelanges Ausprobieren und Erfahren habe ich verschiedene Methoden entdeckt, die es uns leichter machen, Momente des inneren Friedens zu erfahren. Wenn wir diese Methoden der Bewusstwerdung und Achtsamkeit in unseren Alltag übernehmen, wird es plötzlich leichtfallen, diesen Frieden mit in den Alltag zu tragen und uns so immer wieder aufs Neue auf unsere innere Kraft zu besinnen.

Dabei sollte jede Frau für sich selbst herausfinden, was sich für sie stimmig und gut anfühlt. Es gibt so viele unterschiedliche Möglichkeiten, in seine Kraft zu kommen. Das Angebot bei My Sportlady ist deshalb wirklich umfangreich, damit für jeden Typ, für jedes Alter etwas dabei ist. Und mit den großflächigen Räumlichkeiten auf mehr als 1000 Quadratmetern, die wir mit den unterschiedlichsten Aktivitäten und beinahe 100 wirklich ganz besonderen Mitarbeitern beleben, haben wir auch den Raum für Entfaltung und Entwicklung. Viele Mitglieder setzen mit den Jahren andere Prioritäten, genau wie ich jetzt lieber Yoga mache, weil ich damit nicht nur Kraft aufbaue, sondern es mir auch mental sehr viel gibt. Da nicht jede Frau die Möglichkeit hat, sich in meinem Studio zu entfalten, habe ich dieses Buch geschrieben. Und ich wünsche mir, dass ich jeder Leserin Lust mache, einfach einmal etwas Neues auszuprobieren.

Schritt für Schritt ans Ziel

Jedes Kapitel in diesem Buch widmet sich einem bestimmten Thema: der Kraft und Energie, der Beweglichkeit, der Lebensfreude, der Weiblichkeit, dem Kampf gegen die Trägheit, der Entspannung und Ruhe, der Achtsamkeit und schließlich den Stimmungsaufhellern. In jedem Kapitel findest du verschiedene Anregungen, wie du den Bereich stärken und so wieder mehr zu dir selbst finden kannst. Du kannst sportlich aktiv werden, meditieren, in die Natur gehen oder dich einfach mit einem guten Essen verwöhnen. Es gibt so viele Wege!

Du musst nicht alle Ideen gleich in die Tat umsetzen. Das wäre wahrscheinlich auch viel zu viel und würde den Stress, den der moderne Alltag leider allzu oft mit sich bringt, nur noch verstärken. Lass es lieber langsam angehen. Probiere aus, was dir am besten gefällt, was dir besonders guttut, wovon du am meisten profitierst. Schlag in dem Kapitel nach, das am ehesten deinen Bedürfnissen entspricht. Vielleicht fällt es dir an einem Tag schwer, zur Ruhe zu kommen. Dann kannst du im Kapitel » Entspannung und Ausgleich« nach Wegen suchen, die dich deinem Ziel näher bringen. Wenn du dich eher ausgelaugt und kraftlos fühlst, können dir vielleicht die Empfehlungen im Kapitel »Kraft und Energie« weiterhelfen.

Vielleicht hast du auch generell mit einem Problem mehr zu kämpfen. Dann kannst du mithilfe der Ratschläge in dem entsprechenden Kapitel gezielt daran arbeiten und dich stärken.

Ich würde mich sehr freuen, wenn ich möglichst vielen Frauen mit diesem Buch helfen könnte, ihrem Lebensplan ein bisschen näherzukommen, aber auch, wenn sie nur ein paar Dinge aufgreifen, die gerade in ihr Lebenskonzept passen. Vielleicht baut sich auch ein Stein auf den anderen, und es entsteht mit jedem ein bisschen mehr Lebensfreude und Lebensenergie. Denn eins ist sicher: Es ist besser, etwas Kleines dauerhaft zu praktizieren, als viel zu machen, aber nicht lange durchzuhalten.

Einige Methoden wirst du in diesem Buch immer wieder finden, ganz einfach, weil sie mir selbst sehr am Herzen liegen und sie mir persönlich viel Energie schenken. Yoga zum Beispiel, das ich seit ungefähr zehn Jahren praktiziere. Beim Yoga geht es nicht um ein Ziel, das es zu erreichen gilt.

Seelennahrung

- Yoga machen
- Blumen riechen
- Anderen behilflich sein
- Ein gutes Essen genießen
- Umarmen
- Küssen
- Tee trinken
- Die Natur bestaunen
- Sich am Wasser aufhalten
- Ein Haustier liebkosen
- Sich genussvoll eincremen
- Lachen
- Verspielt wie ein Kind sein

Der Weg selbst ist das Ziel. Wenn Yoga mit einer gewissen Menge an Selbstbeobachtung praktiziert wird, kann es uns helfen, uns selbst auf diesem Weg zu finden. Nach längerer Yogapraxis verbessert sich unser Körpergefühl immer mehr und wir beginnen zu spüren, was unser Körper braucht und was uns guttut.
Auch Ayurveda, die indische Lehre um das »Wissen vom langen Leben«, ist inzwischen fester Bestandteil meines Lebens, ganz besonders, wenn es darum geht, was ich esse. Die Nahrung hilft uns, unseren Körper zu stärken, Verstand und Bewusstsein zu klären und unser Leben zu verlängern. Mit Liebe gekochtes Essen schmeckt einfach besser. Durch eine ausgewogene Ernährung kommt der Körper in seine Kraft und strömt Reinheit und Klarheit von innen aus. Seit ich mich bewusst ernähre, strahlt meine Haut und meine Haare glänzen, weil ich von innen her auf mein Gleichgewicht achte.
Wenn es mir trotz allem zu viel wird, gehe ich in die Natur oder ziehe mich zurück in die Meditation, um wieder Kraft und Energie für all die Dinge zu sammeln, die tagtäglich auf mich einstürmen. Mit Meditation kommen wir weg vom Ich. Wir sehen die Welt mehr als Ganzes. Bei My Sportlady zeigen wir regelmäßig in Workshops Wege der Meditation und Achtsamkeit auf. Mit den neuen Erfahrungen, die die Frauen in diesen Kursen sammeln, können sie dann im Alltag üben, ihre Möglichkeiten erweitern und Veränderungen bewirken, die bereichern und stärken. Ein paar dieser Anregungen findest du auch in diesem Buch. Natürlich kannst du auch genauso gut selbst eine Meditation verfassen, darin deine innere Stimmung ausdrücken und sie so auf deine ureigenen Be-

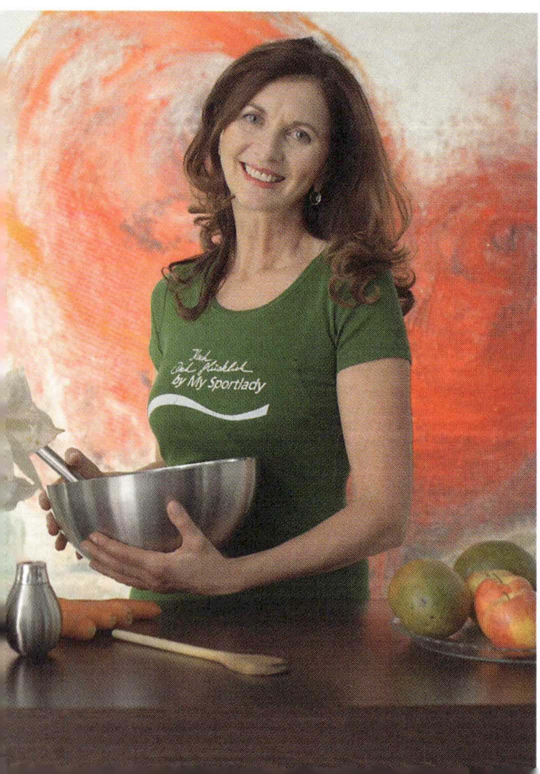

dürfnisse abstimmen. Meditieren hat vielerlei Wege. Das Wichtigste dabei: Sei auf dem Weg zu dir!

Finde deinen Weg!

Wenn wir uns einmal darauf einlassen, uns dem Wohlbefinden nach einem Workout, einem Lauf- oder Radtraining hinzugeben, wenn wir nur einmal den wunderbaren Effekt durch gutes, gesundes und nahrhaftes Essen gespürt haben, dann können wir auf den Geschmack kommen und mehr wollen. Deshalb war es mir auch so wichtig, eine Kochschule zu gründen, alle wirtschaftlichen Bedenken über Bord zu werfen und mich mit meinem Team in das Thema »Gesundes Kochen« einzuarbeiten. Heute zieht jeden Tag der herrliche Duft von frisch gekochter Suppe durch unsere Trainingsräume. Denn zu einer nachhaltigen Veränderung des Lebensstils gehört in jedem Fall auch die gesunde und bewusste Ernährung.

Die Gesunderhaltung des Körpers ist ein lebenslanger Prozess und sollte nicht den gänzlichen Verzicht auf Genuss oder Liebgewonnenes bedeuten, sondern ein kreativer Vorgang sein. Wir sollten lernen, uns als einzigartige Geschöpfe anzunehmen, uns selbst so zu lieben, dass wir uns nur Gutes zufügen mögen. Dann können wir selbst unsere Krankheiten und Wehwehchen willkommen heißen, denn sie geben uns Auskunft darüber, was unser nächster Schritt sein sollte. Vielleicht helfen schon ein wenig mehr Ruhe, mehr Achtsamkeit, mehr Bewegung oder eine bessere Ernährung. Vielleicht sind aber doch tief greifendere Veränderungen der Lebensumstände erforderlich?

Dieses Buch hat keinen therapeutischen Ansatz. Vielmehr berichte ich über persönliche Erfahrungen, über die Erfahrungen meiner Mitarbeiter und all der Frauen, die bei uns trainieren. Ich schreibe von Erlebnissen, die mich in meinem Leben berührt haben und mich auf meinen ureigenen Weg gebracht haben.

Auch für mich hatte dieses Buch eine heilsame Wirkung. Es hat mich mir selbst sehr nahegebracht und mich an einsamen Tagen des Schreibens sehr erfüllt. Es hat in mir viel Kraft und Hoffnung für neue Unternehmungen geweckt. Dafür danke ich.

Jasmin Kirstein

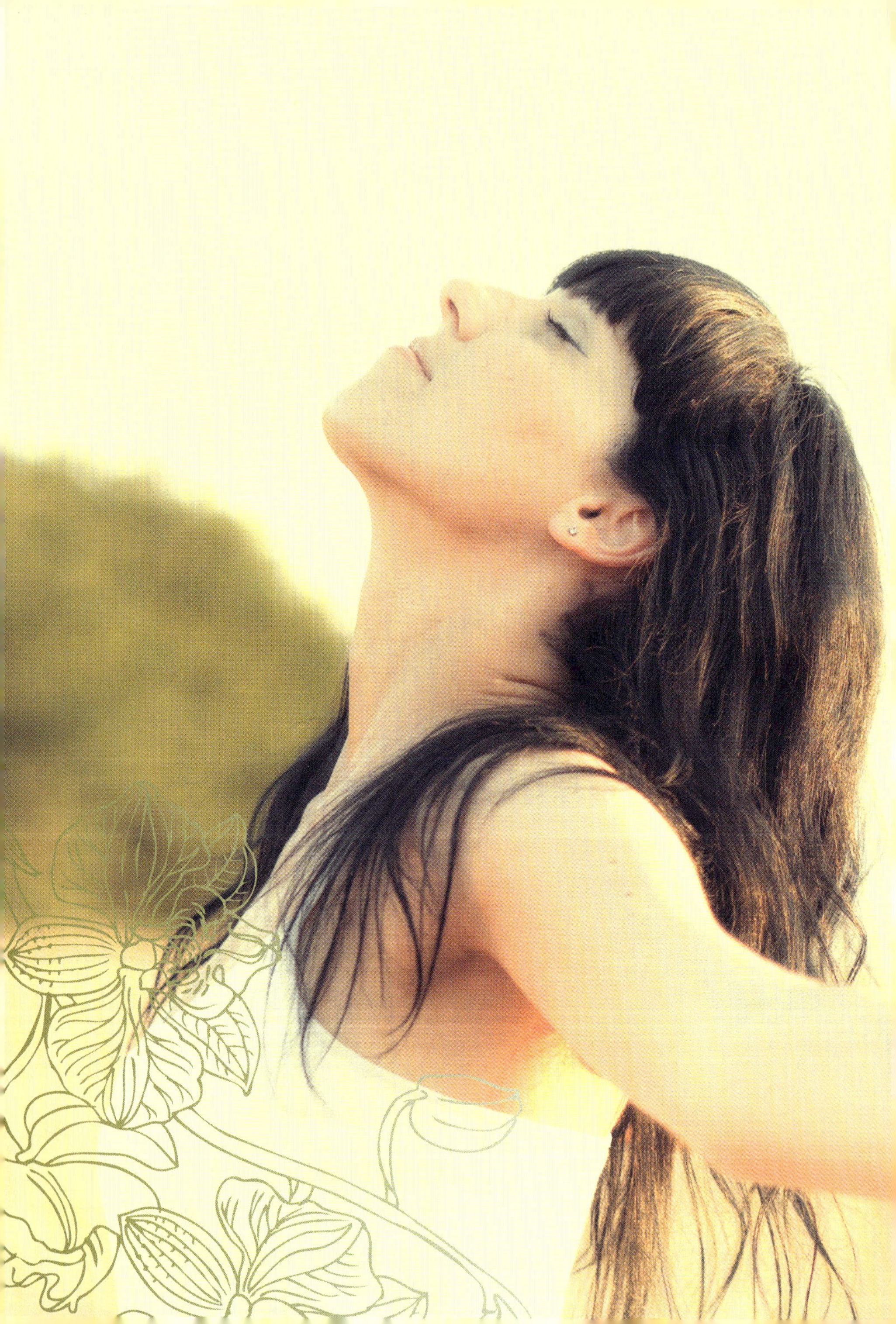

Kraft und Energie

Kraftvoll durchs Leben gehen, mich gesund zu fühlen, gestärkt zu sein für die Herausforderungen des Lebens und um die Zeit, die zur Verfügung steht, optimal zu nutzen: Das habe ich mit wachsenden Aufgaben in meinem Leben gelernt. Natürlich war das nicht immer so. Ich bin oft an meine Grenzen gestoßen oder habe diese sogar überschritten. Doch ich habe daraus gelernt und kenne heute gute Wege, Kraft zu sammeln und in Balance zu bleiben. Ein paar besonders effektive lernst du hier kennen.

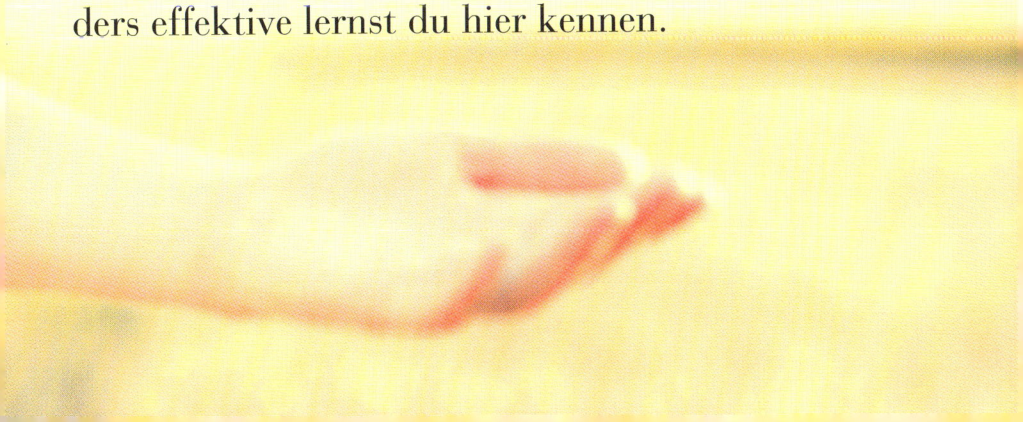

Die eigene Kraft zurückgewinnen

Gerade in einer Zeit wie heute, die von Hektik, Stress und Überarbeitung dominiert wird, brauchen wir den Zugang zu unserer inneren Kraftwelt. Doch leider verlieren wir Frauen durch den oft kontraproduktiven Umgang mit Stress, durch schlechte Ernährung und falsche Bewegung unsere Kraft und Energie. Ich selbst und viele der Frauen bei My Sportlady schöpfen nicht nur durch Yoga innere Kraft. Wir stärken unseren Körper auch durch das Training an Geräten, Functional Training, Ausdauertraining und in verschiedenen Kursen. Es gibt viele Möglichkeiten, in seine Kraft zu kommen.

Das Krafttraining an Geräten

Ein wichtiger Aspekt unserer Programme ist das Krafttraining. Lange Zeit war diese Form der Übungen ja eher abschreckend, denn Muskelaufbau war verpönt. Jedoch hat sich in der Zwischenzeit herumgesprochen, dass das Training an Geräten in kurzer Zeit eine optimale Figurformung bewirken kann. Wir haben einen Gerätezirkel, der den gesamten Körper effektiv trainiert. Die Geräte sind frauenfreundlich, mit leicht verstellbaren Gewichten und einfacher Handhabung. Auch für ganz Untrainierte ist dies ein Weg, den Körper zu spüren, die Knochen zu stärken, die Muskeln zu kräftigen und Sehnen und Bänder an die neue Belastung zu gewöhnen. Anschließendes Stretching hat einen wohltuenden und regenerierenden Effekt. Hier ist es wichtig, Achtsamkeit zu üben: Bin ich bei der Sache? Bin ich eins mit meinem Körper? Fange ich an, mich zu spüren? Oder bin ich gerade anderswo? Wenn wir uns wirklich auf die Übung einlassen, wenn wir ganz und gar dabei sind, dann ist dieses Training wunderbar geeignet, um wieder ganz bei uns anzukommen.

Auch zu Hause hast du die Möglichkeit, mit einfachen Hilfsmitteln wie einem Theraband zu trainieren und dich in Form zu bringen.

Rücken

Stärke deinen Rücken, denn du brauchst Kraft für den Alltag.

* Die Ausgangsposition ist der Vierfüßlerstand. Die Hände sind unter der Schulter, die Knie unter den Hüften.

* Strecke den rechten Arm nach vorne und das linke Bein nach hinten aus.

* Hebe und senke Arm und Bein im gleichmäßigen Wechsel. Achte dabei drauf, dass sich dein Kopf in Verlängerung der Wirbelsäule befindet.

* Geh dann zurück in die Ausgangsposition und wiederhole das Ganze mit dem linken Arm und dem rechten Bein.

* Jeweils 10 Wiederholungen.

Oberschenkel

Wenn du mit beiden Beinen fest auf der Erde stehst, kann dich so leicht nichts umwerfen.

* Mach einen großen Ausfallschritt.

* Drücke die Ferse des hinteren Beins nach oben. Die Arme stützt du in der Hüfte ab.

* Geh nun langsam in die Hocke. Dabei darf das vordere Knie nicht über die Zehenspitzen des vorderen Fußes herausragen.

* Komm zurück in die Ausgangsposition und wechsle nach 5 Wiederholungen die Seite.

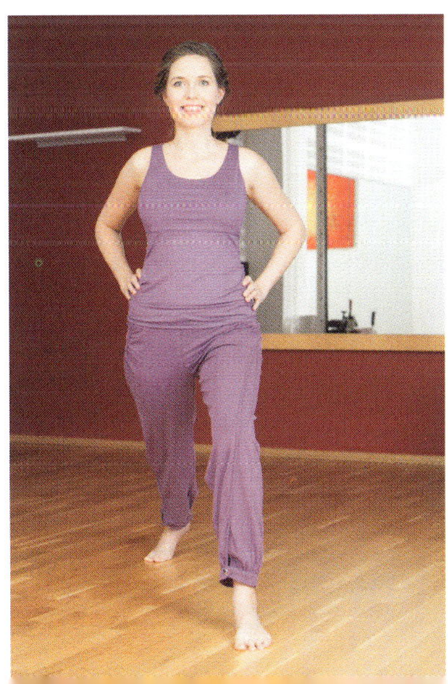

Functional Training

Was steckt hinter dem neuen Trend »Functional Training«, der auf internationalen Fitnessmessen ganze Hallen füllt? In seiner Reinform ist dieses Training vor allem sehr zweckmäßig. Ziel ist, die Leistung des Sportlers zu verbessern und ihn vor Verletzungen bei der Ausführung seiner eigentlichen Sportart zu schützen. Functional Training ist somit eine sportartübergreifende Trainingsform, die sich auf die Gemeinsamkeiten verschiedener Sportarten konzentriert. Je nach Ziel verbessern die Übungen Kraft, Stabilität, Schnellkraft und Balance.

Nicht jeder der Fitness macht, hat eine weitere Sportart, auf die er sich vorbereitet. Aber jeder von uns möchte im Alltag und Job fit sein, einen stabilen und belastbaren Körper haben, um das Leben in vollen Zügen zu genießen. Auch hier setzt funktionelles Training an. Der Vorteil für den Alltag liegt auf der Hand, schließlich brauchen wir beim Wäschekorbschleppen mehr als nur den Bizeps. Zu jedem guten funktionellen Training gehört daher auch ein Stabilisationstraining für den Rumpf, das die tiefliegende Muskulatur stärkt. Eine gute Tiefenmuskulatur schützt die Wirbelsäule eben auch dann, wenn wir zum Beispiel mit dem Wäschekorb auf einem Spielzeugauto ausrutschen und uns in einer weniger gut trainierten Situation verletzen würden. So wie das funktionelle Training für den Profisportler eine Verletzungsprophylaxe ist, so erleichtert es uns den Alltag.

Faszienroller

Durch die Anwendung von Faszienrollern kannst du aktiv dauerhaften und schmerzenden Muskeldysbalancen vorbeugen oder diese lindern. Um beweglich zu bleiben, ist es nämlich wichtig, sich nicht nur mit den Muskeln zu beschäftigen, sondern auch mit den Faszien, die unsere Muskeln miteinander verbinden. Das Ausrollen der Muskeln hält sie geschmeidig, löst Verklebungen und Verspannungen.

Damit du ein Gefühl für die Faszien bekommst, kannst du folgenden Selbstversuch machen: Stell dich aufrecht hin und dehne die Brustmuskeln dynamisch, indem du die Arme auf Schulterhöhe nach hinten bewegst. Dabei spürst du die Muskeldehnung. Wenn du jetzt noch die Handgelenke nach hinten bewegst, kannst du ein Kribbeln und Ziehen in den Fingern wahrnehmen. Das sind die Faszien.

Waden lockern

* Setz dich mit angewinkelten Beinen auf den Boden. Streck ein Bein aus und leg die Faszienrolle unter die Wade.

* Stütze dich mit den Armen ab und übe mit dem eigenen Körpergewicht Druck auf die Rolle aus.

* Bewege die Rolle nun leicht vor und zurück. Wenn du druckempfindliche und schmerzhafte Stellen spürst, sind dies Verklebungen. Übe auf diese Triggerpunkte ruhig länger Druck aus und massiere sie dadurch leicht, bis der Schmerz nachlässt. Im Anschluss wird sich deine Wade wunderbar warm und gelockert anfühlen.

* Wiederhole das Ganze mit dem anderen Bein.

Massagebälle

MIt Faszienroller arbeiten wir an den großen Muskelgruppen. Für kleinere Gruppen, wie unsere Fußmuskeln oder den Bereich zwischen den Schulterblättern, eignen sich kleine Massagebälle besser.

Fußmassage

* Stell dich aufrecht hin und platziere den Massageball unter deinen nackten rechten Fuß. Verlagere dann das Gewicht auf das linke Bein.

* Drücke mit dem rechten Fuß den Ball sanft gegen den Boden und zieh 30 Sekunden kleine Kreise.

* Seitenwechsel, jetzt ist der linke Fuß an der Reihe!

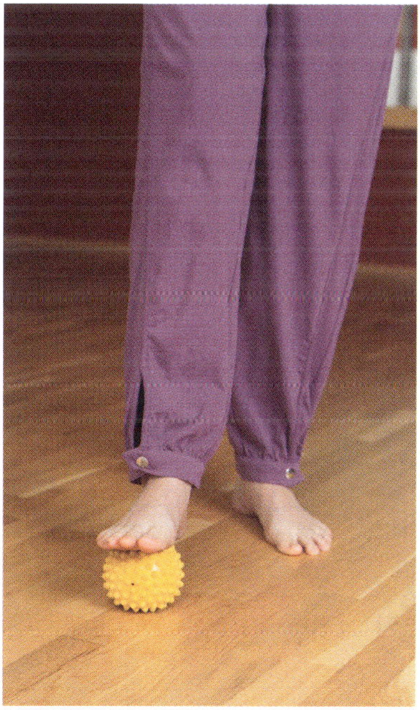

Gymnastikball

Der große Gymnastikball ist mittlerweile ein Urgestein im Fitnesstraining und findet vor allem in der Rückenschule regen Einsatz. Der Tipp unserer Studioleitung Steffi: Setz dich auf den Ball und »hüpfe« oder federe 1–2 Minuten. Das sorgt zum einen für gute Laune und ist zum anderen eine Wohltat für die Bandscheiben. Diese bestehen ja aus Knorpel und werden nicht über Blutgefäße versorgt, sondern ernähren sich wie ein Schwamm aus der umliegenden Gewebeflüssigkeit. Das Federn presst die Bandscheiben aus, und in der »Flugphase« können sie neue Flüssigkeit ansaugen.

Jumper

Der Jumper ist ein luftgefüllter Trampolinball, mit dem du im Stehen, Sitzen oder Liegen üben kannst, und der sich sowohl für Ausdauer- als auch für Krafteinheiten eignet. Auf dem Jumper zu springen, zu twisten und zu federn bringt Spaß und motiviert. Als Kraftgerät unterstützt er das Training der tiefliegenden Muskulatur, der Balance, Koordination und Sensomotorik. Der Jumper ist beidseitig verwendbar und bringt so noch mehr Abwechslung ins Training.

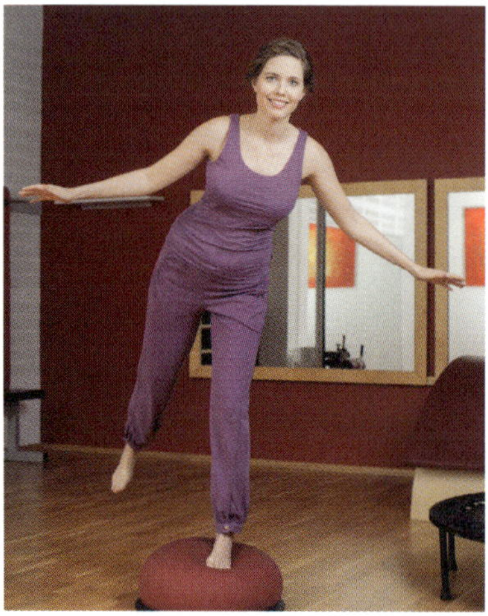

Schlingentraining

Schlingentraining, wie so oft ein Trend aus den USA, hat sich seit ungefähr drei Jahren auch in Deutschland etabliert. Ähnlich wie andere Arten des Functional Training trainiert es die intermuskuläre Koordination, also das Zusammenspiel der verschiedenen Muskeln. Das Training kann dadurch viel kompakter und kürzer werden: Statt 60 Minuten Gerätetraining, 20 Minuten Schlingentraining. Du kannst in kürzerer Zeit deutlich effektiver trainieren, weil mehr Muskeln gleichzeitig beansprucht werden.
Natürlich haben wir das Schlingentraining auch bei uns im Studio eingeführt. Viele unserer Teilnehmer sagen,

dass es sie mehr anspricht, als nur Bizepscurls und Beinbeugen. Sogar unsere Yogis sind begeistert, denn auch sie können durch das intensive Training der Körpermitte und Stützkraft aus dem Schlingentraining einen Nutzen für ihre Yogapraxis ziehen. Ich habe sogar schon beobachtet, dass Jogger am Wald ihren Slingtrainer auspacken und in der freien Natur damit arbeiten. Ich kann dieses Training nur allen empfehlen, die neben der Ausdauer ihre Kraft aufbauen wollen, aber kein Studio in der Nähe haben.

Starke Basis

Unsere Fitness-Ökonomie-Studentin Lavinia liebt nichts mehr als Schlingentraining. Diese Übung trainiert die gesamte Rumpfmuskulatur (speziell Bauch, Arme), verbessert die Beweglichkeit, Koordination und Balance.

* Befestige das Gerät an der dafür vorgesehenen Halterung. Die Startposition der Schlinge muss senkrecht sein.

* Stell dich neben das Gerät und platziere die Fußschlaufe in Höhe deiner Knöchel.

* Geh in den Händestand und führe deine Füße in die dafür vorgesehenen Schlaufen. Dein Körper bildet nun eine gerade Linie, der Kopf befindet sich in Verlängerung zur Wirbelsäule.

* Mit der nächsten Ausatmung ziehst du beide Knie zur Brust.

* Atme ein und strecke die Beine wieder aus.

* Wiederhole die Übung 6- bis 8-mal. Achte während der gesamten Bewegungsausführung darauf, dass deine Arme gestreckt sind und dein Bauch angespannt ist.

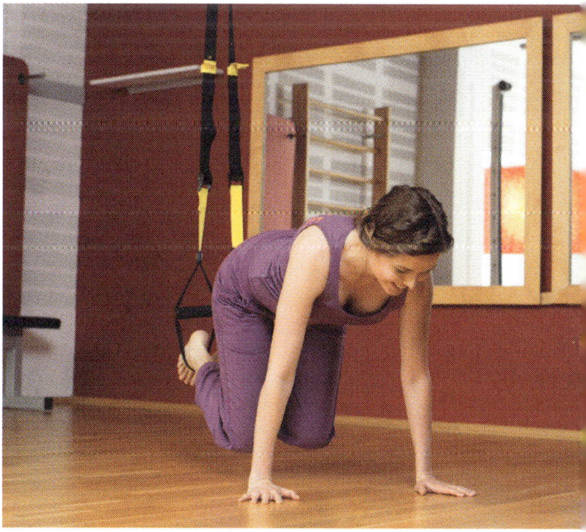

Kraft und Energie mit Ayurveda

Viel Kraft und Energie im täglichen Leben beziehe ich aus meiner ayurvedischen Ernährungsweise. Krankheiten und Unwohlsein haben ihre Ursache in einer Disharmonie des Körpers und der Seele. Mit Ayurveda können wir uns wieder ins Gleichgewicht bringen. Aber was ist Ayurveda? Woher kommt es und was bringt uns dazu, diese östliche Lehre auch im Westen anzuwenden und darauf zu vertrauen, dass wir durch sie Gesundheit und Wohlbefinden erlangen?
Ayurveda, das »Wissen vom langen Leben«, hat seinen Ursprung in Indien und gilt als das älteste Gesundheitssystem der Welt. Es ist eine Schatztruhe an Weisheiten, die auch uns ein gesundes und glückliches Leben bescheren können. In der ayurvedischen Lehre steht der Erhalt der Gesundheit an oberster Stelle. Indem man darauf achtet, in allen Bereichen ein »zu viel« zu vermeiden, wird ein Zustand des Gleichgewichts hergestellt. Dies wirkt sich wiederum positiv auf das allgemeine Wohlbefinden aus und trägt zu innerer Harmonie und Gelassenheit bei. In einem gesunden Körper wohnt auch ein kraftvoller, optimistischer Geist, der Freude ausstrahlt und Liebe für alle Geschöpfe auf diesem Planeten empfindet. Dies habe ich selbst an mir erfahren dürfen, und du kannst es genauso erfahren.
Es heißt, vor langer Zeit gab es im Himalayagebiet Kulturen, in denen die Menschen keine Krankheiten kannten. Sie waren gesund und vital. Erst als sie begannen, in Städten zu leben, traten die ersten Krankheiten auf. 50 weise Maharishis (Seher) zogen sich daraufhin zur Meditation zurück, um zu ergründen, wie eine krankheitsfreie Gesellschaft zu schaffen sei. Sie erkannten die Naturgesetze und Strukturen des Kosmos ebenso wie den Aufbau und die Funktionsweise des menschlichen Körpers und Geistes. Ihr Wissen wurde über unzählige Generationen weitergegeben…

Die Rolle der Nahrung

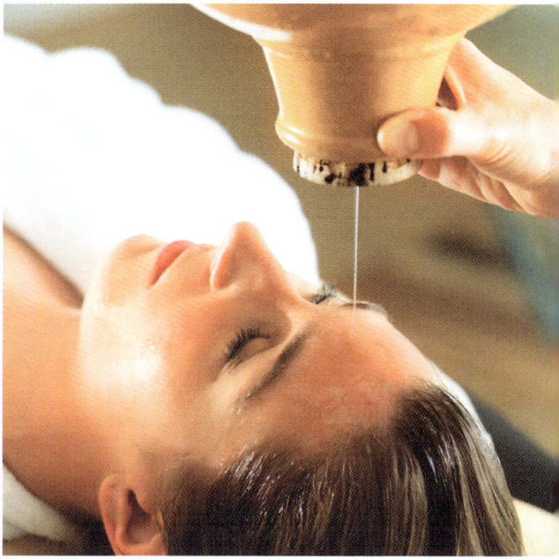

Als meine Tochter Anna-Marisa an Leukämie erkrankte und durch lange Chemotherapien so geschwächt war, dass sie oft nichts essen oder die Nahrung nicht bei sich behalten konnte, bat sie mich: »Mama, koche mir etwas, das mich wieder stark macht.« Diesen Satz werde ich nie vergessen.

Auch für mich selbst wollte ich wirklich nahrhaftes Essen finden. Es sollte meine eigene bedrückte Stimmung heben. Ich wollte meiner Tochter positiv und stark zur Seite stehen, wollte Kraft haben für ihre Bedürfnisse und hundertprozentig für sie da sein. In dieser Zeit habe ich mehr gelernt und mich mehr verändert als jemals zuvor. Ich habe mein Wertesystem überdacht, meine Intuition geprägt und gelernt zu vertrauen.

Ich erinnerte mich an Ayurveda, das ich schon im Urlaub und bei gelegentlichen Massagen oder Restaurantbesuchen kennengelernt hatte. Mit diesem Wissensschatz wollte ich mich näher beschäftigen. Später, als Anna-Marisa wieder gesund war, lernte ich für einige Zeit unter der Leitung eines indischen Arztes im Ashram kochen.

Ich machte tatsächlich eine Ausbildung zur Ayurveda-Yoti. Vielleicht sah ich es als Fügung, dass das Sanskritwort »anna«, die Nahrung, die ursprüngliche Bezeichnung für das höchst Göttliche ist. Alles, was wir sehen , ist Nahrung für die Seele. So hängt auch die Entwicklung unserer Seele davon ab, was wir essen und verdauen.

Jeder Mensch kann sich selbst heilen, denn das Geheimnis seiner Gesundheit trägt er in sich. Ayurveda unterstützt den Menschen und sieht ihn als Ganzes im Einklang mit dem Kosmos. Es ist ein Ziel von Ayurveda, dass wir die Eigenverantwortung stärken und selbst erkennen, was gut für uns ist.

Die drei Doshas

Nach ayurvedischer Auffassung manifestiert sich alles auf der Erde und im Universum aus fünf Elementen: Äther beziehungsweise Raum (Akasha), Luft (Vayu), Feuer (Tejas), Wasser (Jala) und Erde (Prithivi). Diese Elemente sind in allem enthalten, in unserer Nahrung ebenso wie in der Luft, die wir atmen und in der Umgebung, in der wir uns aufhalten. Im menschlichen Körper manifestieren sich die fünf Elemente als Doshas, ein Begriff, der häufig mit Bioenergien oder Körpersäften übersetzt wird. Man unterscheidet drei Doshas:

» Vata, das sich aus Äther und Luft zusammensetzt,
» Pitta, das sich aus Feuer und Wasser zusammensetzt, und
» Kapha, das sich aus Wasser und Erde zusammensetzt.

Jeder Mensch kommt mit einer individuellen Zusammensetzung dieser Doshas auf die Welt. Sie prägen sein körperliches Erscheinungsbild und beeinflussen auch sein Verhalten und seine Psyche. Ziel des Ayurveda ist, dieses individuelle »Gleichgewicht« der drei Doshas zu erhalten.

Die Konstitution kann sich im Laufe des Lebens aber auch ändern. So dominiert etwa Vata in der späteren Hälfte des Lebens. Entsprechend sollten wir in dieser Zeit auch unsere Lebensform und Ernährungsgepflogenheiten überprüfen. Wir sollten uns mehr Ruhe und Entspannung gönnen und darauf achten, was uns nährt und stärkt. Frauen in den Wechseljahren sollten besonders auf Vata-Reduzierung achten, dann können viele Krankheiten gar nicht entstehen.

Was ist dein Dosha?

Deinen Konstitutionstyp erfährst du entweder bei einem Ayurvedaberater oder anhand eines Fragebogens (die sind allerdings nicht immer einwandfrei, da die Puls- und Zungendiagnose fehlt). Die meisten von uns sind Mischtypen, seltener finden sich einfache Dosha-Typen oder Drei-Dosha-Typen.

Merkmale von erhöhtem Vata

Mit einfachen, warmen und frisch zubereiteten Mahlzeiten wirkt man Vatastörungen entgegen. Nahrung, die in der Mikrowelle zubereitet wird, bewirkt einen fahlen Teint und schwächt die Mitte. Weizenvollkorn, Dinkel, Reis

Warme und kühle Gewürze

Wärmende Gewürze	Milde Gewürze	Kühlende Gewürze
Anis, Arnika, Chilli, Ingwer, Kardamom, Meerettich, Muskat, Pfeffer, Zimt	Bockshornklee, Salbei, Zimt, Muskat, Kümmel, Kurkuma, Kreuzkümmel, Curry, Thymian, Salbei, Basilikum, Gelbwurzel	Fenchel, Frauenmantel, Koriander, Kreuzkümmel, Lorbeer, Minze, Petersilie, Senfsamen

und Grieß wirken ausgleichend, beruhigend und stärkend. Frisches Obst und Gemüse sind ein wichtiger Teil der Nahrung. Auch eine Suppe zum Abendessen wirkt sich positiv aus. In meiner Nahrung, als Vatatyp, fehlen nie: Gelbsenfkörner, Bockshornklee, Koriander, Kreuzkümmel und Kurkuma, gelegentlich auch Fenchel- und Dillsamen. Hat Vata die Überhand gewonnen, kann sich das unter anderem in Nervosität und wenig Belastbarkeit, Schlafstörungen, schlechter Verdauung, trockener Haut und unregelmäßigem Appetit zeigen. Es haben sich dann folgende Maßnahmen bewährt, um Vata auszugleichen:

» Genügend Entspannung, regelmäßiges Meditieren/Yoga und ausreichend Schlaf.
» Bei Schlaflosigkeit Ghee oder Öl auf die Fußsohlen reiben.
» Ein regelmäßiger Tagesablauf und regelmäßige Essenszeiten.
» Warme, nährende Speisen.
» Geschmacksrichtungen süß, sauer und salzig bevorzugen.
» Warme Ölmassagen.
» Bei kaltem, windigem Wetter den Körper warm halten.

Versuche außerdem, folgende Einflüsse zu vermeiden, denn sie bringen Vata ins Ungleichgewicht:

» Stress, Überanstrengung
» Zu spät ins Bett gehen
» Zu viel rohe, kalte, trockene und leichte Nahrung
» Kaffee, Schwarztee, Zigaretten und kohlensäurehaltige Getränke
» Lange Fahrten und Reisen

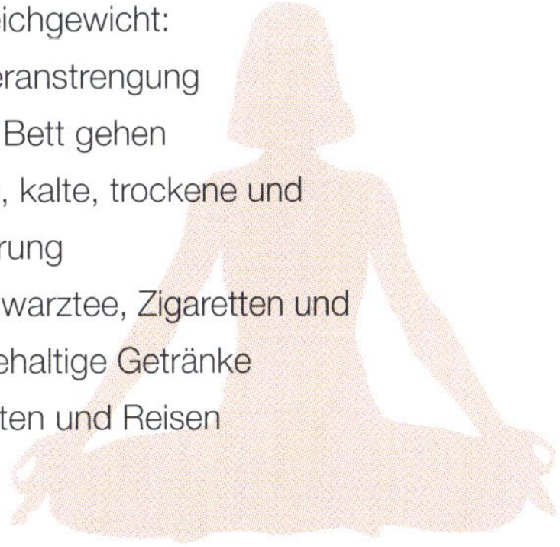

Merkmale von erhöhtem Pitta

Ein Zuviel an Pitta zeigt sich in einem starken Verlangen nach kalter Luft, Hitzeunverträglichkeit, häufigem Hungergefühl, Sodbrennen, Durchfall und Hautausschlägen. Um dies auszugleichen empfehlen sich:

» Mäßigung; nicht überarbeiten.
» Meditieren und Yoga.
» Genügend Freizeit (in der Natur).
» Leichte sportliche Aktivität.
» Geschmacksrichtungen süß, bitter, herb bevorzugen.

Bei Pitta-Störungen, die sich auch durch starken Körpergeruch bemerkbar machen, sollte man Soja meiden und eher Weizen und Reis zu sich nehmen. Nahrungsmittel wie Spinat, Kohl, Endivien, Auberginen Gurken, Paprika und Rote Bete wirken kühlend, Früchte wie Bananen, Melonen, Birnen, Trauben ausgleichend. Saures Obst eher meiden, ebenso Knoblauch, Zwiebeln, Senf und Bockshornklee (Schweißbildung). Statt Öl empfiehlt sich beim Kochen Ghee. Fleisch sollte man nicht essen oder zumindest auf Huhn oder Fisch ausweichen. Versuche außerdem , folgende Einflüsse zu vermeiden, denn sie können Pitta ins Ungleichgewicht bringen:

» Stress und Ärger.
» Zu viel geistige Aktivität (viel denken und sprechen).
» Zu viel übermäßige körperliche Aktivität.
» Übermaß an heißen, scharfen, sauren und salzigen Speisen.
» Alkohol, Tabak, Schwarztee, Kaffee, Knoblauch.
» Lärm, laute Musik.
» Hitze und Sonnenbestrahlung im Übermaß.

Pitta-Typen sollten freundlich zu sich selbst sein: Halte vor Wutausbrüchen einen Moment inne und atme tief durch. Halte Maß in der Ernährung, zügle dein Temperament und vermeide Hitze und starke Gewürze. Deine Gesundheit wird es dir danken.

Merkmale von erhöhtem Kapha

Bestimmt dich zu viel Kapha, nimmst du leicht zu, Haut und Haar sind fettig, deine Verdauung ist langsam, der Stoffwechsel reduziert und Trägheit breitet sich aus. Dagegen helfen:

» Viel Bewegung.
» Frühes Aufstehen, kein Mittagsschlaf.
» Warme, leichte Speisen, besonders am Abend.

» Die Geschmacksrichtungen scharf, adstringierend sowie bitter bevorzugen.
» Detoxfasten im Frühjahr (siehe auch ab Seite 122).
» Trockenmassage und Peelings.

Trägen Menschen, die Kapha ausgleichen wollen, empfahl mein Ayurveda-Lehrer die Gewürze Ingwer, Knoblauch, Kumin, Pfeffer, Dillsamen, Kalonji, Bockshornklee und Kardamon. Ebenso saure Früchte wie Ananas, Kiwis, Pflaumen, Pfirsiche, Grapefruit und Orangen. Milchprodukte sollte dieser Typ eher meiden. Öl und Joghurt sind in kleinen Mengen erlaubt. Kohlenhydrate sollten reduziert, Soja dafür erhöht werden. Dadurch wird der Stoffwechsel angekurbelt und die Aktivität gefördert. Versuche zudem folgende Einflüsse zu vermeiden, denn sie können Kapha ins Ungleichgewicht bringen:

» Zu wenig körperliche und geistige Aktivität.
» Zu viel schwere, fette und kalte Speisen.
» Die Geschmacksrichtungen süß, sauer und salzig.

Die fünf Geschmacksrichtungen

Das Einhalten der Geschmacksrichtungen bringt uns ins Gleichgewicht und sorgt für einen guten Stoffwechsel. Deshalb sollten wir keine Geschmacksrichtung weglassen. Fastfood zum Beispiel hat fast nie Bitterstoffe, deshalb verlieren wir bei häufigem Konsum die Balance.

- Süß: Gut fürs Bindegewebe, macht glücklich, gibt Energie, beruhigt
- Sauer: Wärmt, ist gut für die Verdauung und den Geist, reich an Vitamin C, gut für die Augen
- Scharf: Fördert die Verdauung, tötet Bakterien, schärft die Sinnesorgane
- Bitter: Reinigt den Körper, regt die Verdauung an, hilft Süßes zu verdauen, eliminiert Giftstoffe, wirkt gefäßstärkend
- Salzig: Enthält Mineralstoffe, wirkt sanft und ausgleichend (unbehandeltes Steinsalz, Meersalz und Siedesalz haben darüber hinaus auch eine erhitzende Wirkung), kontrolliert Vata

Sattva, Rajas und Tamas

Nach der Philosophie des Ayurveda und Yoga besteht alles aus den Qualitäten (Gunas) Sattva, Rajas und Tamas.

» Sattva ist die Erscheinungsweise der Tugend, Reinheit und Ausgewogenheit. Es gibt mehr Energie. Sattvische Mahlzeiten verstärken das spirituelle Wachstum. Sie nähren den Körper optimal. Sie stimulieren ihn niemals negativ, sondern erzeugen Balance, Klarheit und gelten als reine Nahrung. Dazu zählen zum Beispiel Getreide, Früchte, Gemüse, Safran, Kardamon und Ghee.

» Raja ist Leidenschaft und Aktivität, Gedanken lassen sich nicht stoppen. Rajassige Nahrung stimuliert Nervosität und Gier. Zu ihr zählen alle Nahrungsmittel, die zu bitter, zu sauer, zu salzig, zu scharf, zu heiß oder zu trocken sind, ebenso wie Frittiertes, Kaffee, Tee, Alkohol und Aufgewärmtes.

» Tamas symbolisiert Unwissenheit, Trägheit und Lethargie. Tiefgekühltes, Gerichte aus der Mikrowelle, faulige, verweste und unreine Nahrungsmittel verursachen Schmerz, Krankheit und schlechtes Karma. Tamassige Nahrung baut Schwere, Vernebelung und Unklarheit auf.

Unsere Nahrung

Sattvig	Rajassig	Tamassig
Reis	Zwiebeln	Altes
Kürbis	Knoblauch	Fauliges
Dhal (Linsen)	Fisch, Huhn, Eier	Schweinefleisch
Gemüse	Kaffee, Alkohol	Konserven, Fertiggerichte
Nüsse	Pilze	Mikrowelle
Ghee	Schimmelkäse	Tiefgekühltes

Mit Ayurveda durch den Tag

Jede Tageszeit hat ihre eigene Energie. Im Ayurveda nutzt du sie, um deine Kraft zu stärken. So bist du mit der Natur in Harmonie verbunden.
Es ist schwierig sich umzustellen und es gelingt nicht immer von heute auf morgen. Wenn wir jedoch Gewohnheiten entwickeln, werden diese mit der Zeit zur Routine und fallen immer leichter. Wenn man etwas wirklich möchte, die Gesundheit an oberster Stelle steht, dann kann man auch die nötige Disziplin entwickeln.

Der Morgen: Vata Zeit

Frühstückszeit ist Vata-Zeit. Damit du gut in den Tag startest, solltest du Folgendes beherzigen:

» Iss nichts Kaltes am Morgen!
» Iss keinen Joghurt am Morgen; er kann die Körperkanäle verstopfen.
» Stimme dich positiv auf den Tag ein!

Die beste Zeit zum Frühstücken liegt zwischen 6 und 8 Uhr. Das einfachste Frühstück besteht aus klein geschnittenen Äpfeln und/oder Bananen, die du erst 2–3 Minuten in Ghee oder Kokosfett dünstest und dann mit Erdmandelflocken bestreust und mit Zimt würzt.

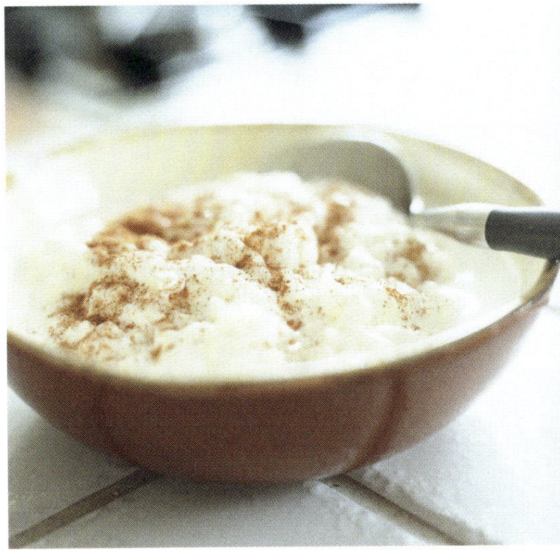

Du kannst auch Haferflocken anrösten und anschließend mit heißem Wasser zu einem Brei rühren. Etwas Zimt hinzufügen (nach Geschmack außerdem Sternanis, Koriander, Ingwer, Kardamon, Nelken und Vanille). Nach Lust und Laune eingeweichte Datteln, Feigen oder Rosinen, blanchierte, geschälte Mandeln, Nüsse oder Mandelmus, klein geschnittenen Apfel oder anderes frisches Obst untermischen. Zum Schluss noch eine Prise Kakao (Herz-Kreislauf-stärkend), ein paar Kokosflocken (Selen) sowie einen Schuss Sahne oder Sojamilch (keine Milch) hinzufügen und alles mindestens 5 Minuten auf kleiner Hitze köcheln lassen.

Genieße die erste Mahlzeit des Tages. Übermäßiges Essen, hastiges Essen sowie das Essen unreiner Nahrung führt zu Verdauungsstörungen, der Mutter aller Krankheiten. Ein körperlich und seelisch verspannter Mensch, der sein Essen nicht genießt, verdaut nicht gut. Schlechte Verdauung führt zu Immunschwäche und Unwohlsein. Man sagt, jeder Mensch ist so alt wie sein Verdauungsfeuer. Mehr zu diesem Thema erfährst du ab Seite 30.

Mittags: Pitta Zeit

Zwischen 10 und 14 Uhr ist der Stoffwechsel in vollem Gang. Die Verdauung arbeitet auf Hochtouren. Die Sonnenenergie steht am höchsten. Als Hauptmahlzeit eignet sich daher am besten Reis, Gemüse oder etwas Salat. Ich selbst esse am liebsten Dhal. Denn indische Linsen sind reich an Protein. Es gibt unterschiedliche Sorten, von denen die meisten vor dem Kochen eingeweicht werden müssen. Ich weiche die Linsen immer über Nacht ein oder morgens für den Abend. Der Körper nimmt die Inhaltsstoffe dadurch optimal auf und ich fühle mich sehr wohl damit. Ohne Dhal bin ich nicht lebensfähig! Hier mein Lieblingsrezept:

ZUTATEN

FÜR 4 PORTIONEN:
2 EL GHEE, KOKOSÖL ODER RAPSÖL
2 TL GELBSENFKÖRNER
JE 1 TL KORIANDERSAMEN, KREUZKÜMMEL, BOCKSHORNKLEE
1 DAUMENGROßES STÜCK GEHACKTER INGWER
2 TL KURKUMA
300 G GEWASCHENE, EINGEWEICHTE LINSEN
WAHLWEISE 1 GROßE SÜßKARTOFFEL, ZUCCHINI, KAROTTE, PASTINAKE ODER FENCHEL
SALZ

Mein Dhal

1 Ghee, Kokosöl oder Rapsöl erhitzen. Gelbsenfkörner dazugeben, bis sie heiß werden und im Topf springen. Koriander, Kreuzkümmel und Bockhornklee zufügen und so lange rühren, bis sich ihr Duft entfaltet. Ingwer und Kurkuma zufügen. Mitdünsten.

2 Die eingeweichten, abgetropften Linsen unterrühren. So viel frisches Wasser aufgießen, bis die Linsen gut bedeckt sind. Je nach Wassermenge wird das Dhal fester oder suppiger.

3 Salzen und nach Geschmack das klein geschnittene Gemüse zugeben. Kurz aufkochen und dann mindestens 30 Minuten sanft köcheln lassen.

Wenn du Brot isst, bevorzuge biologisches Vollkornbrot, gerne auch Dinkel. Es ist sattvig, beruhigt und tut gut in den Wechseljahren. Weißbrot dagegen ist schwer verdaulich und klebt im Darm. Iss nur kleine Mengen Brot. Du kannst es gerne auch toasten (es ist dann besser verdaubar) und mit etwas Ghee bestreichen.
Übrigens: Ein Mittagsschlaf empfiehlt sich nur für Schwangere, Alte und Kranke oder nach einer langen Reise. Wenn du dich nach dem Essen trotzdem einmal hinlegen willst, dann auf die linke Seite. Denn wenn man rechts liegt, fällt das Essen vom links liegenden Magen hinüber und das führt zu Verdauungsstörungen.

Abends: Kapha Zeit

Die Abendstunden sollten wir für den Ausgleich und die Entspannung nutzen, um sich zu entschleunigen. Damit vermehren sich die Immunzellen und man befindet sich im Einklang mit der Natur. Leichte Speisen wie Dhal oder Suppe sind abends genau richtig. Bei schweren Speisen und Rohkost muss der Körper nachts zu viel Verdauungsarbeit leisten. Vor dem Schlafen, etwa gegen 22 Uhr, kannst du zur Entspannung ein Glas warme Milch mit Kardamom, Safran oder Ingwer trinken. Entspannendes Lesen (aber nicht im Bett) und sanftes Licht regen die Bildung des körpereigenen Schlafhormons Melatonin an.

Ölmassage

Eine Ölmassage, bevorzugt am Nachmittag oder gegen Abend, fördert die Entspannung. Deshalb solltest du dich danach nicht gleich wieder dem Alltagsstress aussetzen. Reibe deinen ganzen Körper etwa 20 Minuten lang mit warmem Sesamöl (im Sommer mit Kokosöl) ein, besonders die Gelenke. Dusche anschließend das Öl ab oder nimm ein Bad, sonst verstopfen sich die Poren. Zum Abwaschen des Öls eignet sich gut Mung-Dhal-Mehl. Nach der Massage mindestens eine Stunde nicht mehr aus dem Haus gehen. Achtung: Nicht bei Erkältung und Fieber anwenden!

Agni, das Verdauungsfeuer

Wenn es mir einmal nicht gelingt, typgerecht zu essen, zum Beispiel im Urlaub oder auf Einladungen, und ich Dinge zu mir nehme, die mir nicht guttun, schlägt sich dies gewaltig auf meine Psyche nieder. Der Körper, wenn er sensibel und feinfühlig wird, spürt, was ihm nicht guttut. Er verweigert die schlechte Nahrung und rebelliert auf unterschiedlichste Weise. Oft geht die Mangelernährung mit Verdauungsstörungen zusammen. Jetzt gilt es, das Verdauungsfeuer erneut zu entfachen, um das Unverdaute, beziehungsweise Tamas, das Unreine, aus dem Körper zu vertreiben und Raum für Sattva, das Reine, zu schaffen.

Im Ayurveda verstehen wir Agni, das Verdauungsfeuer, als lebenswichtig für die Gesundheit. Es muss daher gehegt und gepflegt werden. Wenn Agni unausgeglichen ist, nehmen wir leichter zu, denn der gesamte Stoffwechsel arbeitet ungenügend. Schlacken bleiben im Körper und Giftstoffe werden nicht ausgeschieden. Der Nährstofftransport ins Gewebe wird vermindert. Dies kann zu schlechter Laune und im schlimmsten Fall zu Krankheiten führen. Die im Körper verbleibenden Schlacken heißen im Ayurveda Ama. Ama ist häufig verantwortlich für Müdigkeit, Unlust, Unzufriedenheit, Verstopfung und andere Beschwerden. Wer schlecht verdaut, fühlt sich oft auch schlecht. In diesem Fall ist es notwendig, den Darm wieder aufzubauen.

Wenn unser Verdauungsfeuer dagegen brennt, strahlen wir Gesundheit aus und fühlen uns einfach gut. Es lohnt sich wirklich, daran zu arbeiten.

Signale des Körpers

Verdauungsstörungen können auch ein Zeichen dafür sein, dass uns etwas auf den Magen schlägt, gewisse Dinge uns den Appetit verderben, wir keinen Bissen runter- oder den Hals nicht vollkriegen oder schwer an etwas zu kauen haben. Sie signalisieren zudem nicht selten eine Störung im Bereich des Gebens und Nehmens und haben eine tiefere psychologische Ursache. Genauso beginnt eine Befreiung der Psyche oft im Darm. Wir entspannen uns, befreien uns, geben her und sind aufnahmefähig für Neues, Frisches und uns Nährendes.

Verstopfung und ihre Symptome

Immer mehr Frauen leiden unter Verstopfung. Ihr Darm entleert sich seltener als alle drei Tage, sie haben ein Völlegefühl im Unterleib, ihr Stuhl ist hart und trocken und/oder die Darmentleerung ist schwierig.

Im Ayurveda ist es selbstverständlich, jeden Morgen seinen Darm zu entleeren. Wenn das nicht funktioniert, zeigt es uns, dass wir etwas falsch machen. Wir trinken dann nicht genug, unsere Ernährung ist kontraproduktiv oder wir bewegen uns zu wenig. Wir müssen aber auch lernen, auf geistiger Ebene loszulassen und uns von Ballast zu befreien. Wir belasten uns nicht nur mit Nahrung, die uns nicht bekommt, sondern auch mit allerlei seelischen Müll, der uns nicht guttut, sondern verstopft. Wenn wir gut auf uns achten und gelegentliche Ausrutscher wieder ausgleichen, dann funktioniert die Verdauung und unser ganzer Organismus fühlt sich gut.

Ein alt bewährtes Mittel bei Verdauungsstörungen, aber auch um die Verdauung immer wieder anzuregen, ist der Flohsamen, der in keinem Haushalt fehlen sollte. Sie quellen in Wasser stark auf und ihr Schleim wirkt wohltuend auf Magen und Darm. Und anders als zum Beispiel Leinsamen ist Flohsamen kein Mineralräuber.

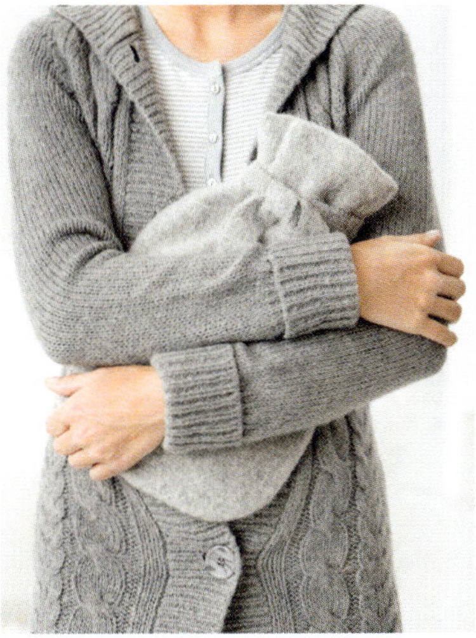

Damit sich die Wirkung von Flohsamen vollständig entfalten kann, ist es wichtig, viel zu trinken – am besten Tee oder abgekochtes Wasser, kein Sprudelwasser. Rühr einfach einen Teelöffel Flohsamen in ein Glas Flüssigkeit und trink dies auf nüchternen Magen.

Bitterstoffe: Wundermittel für die Verdauung

In unserer Nahrung befinden sich immer weniger Bitterstoffe. Fast food etwa enthält so gut wie gar keine, ebenso wie neuere Gemüse- und Obstzüchtungen. Viele alte Salat- und

Gemüsesorten dagegen sind reich an Bitterstoffen, ebenso Gewürze.
Isoliert ist der Geschmack von Bitterstoffen nicht gerade wohlschmeckend. Er verbessert jedoch andere Geschmäcke. Außerdem wirken Bitterstoffe entgiftend, sie lindern Juckreiz und Brennen, regen die Verdauung an und fördern die Schleimproduktion im Magen. Daher sollten Bitterstoffe täglich in den Mahlzeiten enthalten sein.Während einer Detoxkur (siehe ab Seite 122) sind sie sogar unerlässlich. Nicht zuletzt weil Bitterstoffe uns schneller satt machen, während bei den Mahlzeiten ohne Bitterstoffe die Sättigung viel langsamer eintritt.
Zu den bitteren Nahrungsmitteln gehören zum Beispiel Löwenzahn, Rucola, Rhabarber, Heidelbeeren, Kohl, Äpfel, Hülsenfrüchte, Johanniskraut, Bittermelone, Aloe Vera, Gelbwurz, Endivien, Artischocken, Radiccio, Chicoree, Enzian, Wermut, Beifuß. Es ist wichtig, diese Nahrungsmittel täglich zu essen.
Kleine Helfer sind immer wieder Bitterstoffe in Pulverform. Sie sind nicht für jeden Tag gedacht, helfen aber, wenn man mal zu viel gegessen hat, sich Gase bilden oder natürliche Bitterstoffe nicht zur Verfügung stehen. Löse dann einen halben Teelöffel davon in einem Glas Wasser auf oder lass das Pulver auf der Zunge zergehen und trink reichlich Wasser nach.
Vorsicht: Eine zu hohe Dosis an Bitterstoffen kann Blut, Fett, Muskeln und Samen schwächen und zu Erschöpfung und Müdigkeit führen.

Das wirkt …

… verdauungsfördernd	… verdauungshemmend
Reichlich warmes Wasser	Süße Getränke
Gekochtes Gemüse, Obst	Kuchen, Speisen, die viel Zucker und Weißmehl enthalten
Hülsenfrüchte (Linsen, Bohnen)	Konserven, Fertigprodukte, Tiefkühlkost

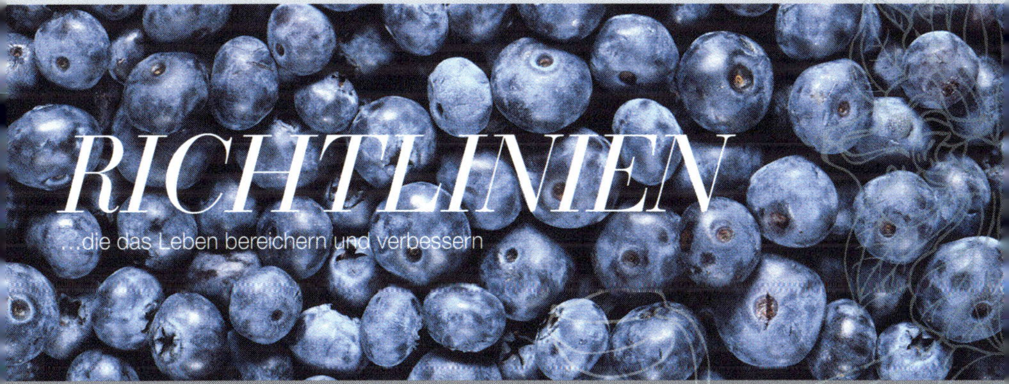

- Alle Geschmacksrichtungen sollten enthalten sein. Jede Mahlzeit sollte eine Vielfalt beinhalten. Bevorzuge warme, flüssige Nahrung und frisches Essen.
- Iss nicht aufgeregt oder ärgerlich, sondern entspanne dich vor dem Essen kurz.
- Sammle Energie vor dem Essen und sprich mit einer Meditation oder einem Gebet deine Dankbarkeit für das gute Essen aus.
- Iss in Ruhe und nicht zu schnell.
- Meide Getränke während des Essens, nimm lieber mehr flüssige Speisen (Suppe) zu dir. Wenn es nicht anders geht, trink zumindest keine kalten Getränke und nur in kleinen Schlucken. Trink nie Alkohol, Milch und Fruchtsäfte während der Mahlzeit.
- Vermeide es, innerhalb von vier Stunden nach einer Mahlzeit wieder zu essen. Der Körper ist noch mit der Verdauung beschäftigt und würde nur unnötig belastet. Bist du bei der nächsten Mahlzeit nicht hungrig, solltest du sie ausfallen lassen.
- Der Magen sollte nur zu zwei Dritteln gefüllt werden. Sonst werden die Verdauungssäfte blockiert und die Restnahrung, die unverdaut im Darm verbleibt, kann den Körper vergiften.
- Treibe nach dem Essen nicht gleich Sport. Ein langsamer Spaziergang ist der Gesundheit und Verdauung jedoch förderlich.

DAS VERDAUUNGSFEUER

Wähle deine Nahrungsmittel nach den Jahreszeiten.

Nutze frische, sattvische Lebensmittel von bester Qualität, zum Beispiel frisches Gemüse der Saison. Sie fördern die spirituelle Entwicklung, indem sie das Nervensystem unterstützen und die Lebensenergie stärken.

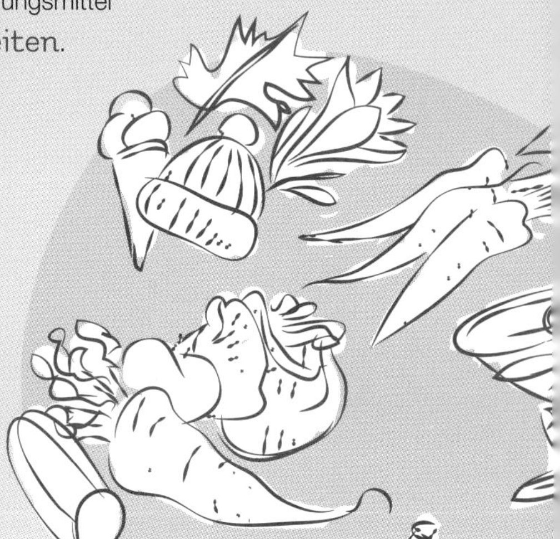

Iss nur, wenn du Hunger hast!

Iss im Sitzen!

Keine Ablenkung beim Essen!

Essen wertschätzen!

Kau langsam!

Nicht zu viel essen. Füll deinen Magen nur zu zwei Dritteln. Das genügt.

AM LODERN HALTEN

Ein **eiskalter Drink** vor und während dem Essen löscht das Verdauungsfeuer.

Weißbrot erstickt das Feuer.

Rohkost schwächt das Feuer.

Salat nach 17 Uhr beeinträchtigt das Feuer.

Säfte vergären im Feuer.

Aufregung beim Essen blockiert das Feuer.

Knabbern, Naschen zwischendurch trübt das Feuer.

Bei **Verstopfung** essen, mindert das Feuer.

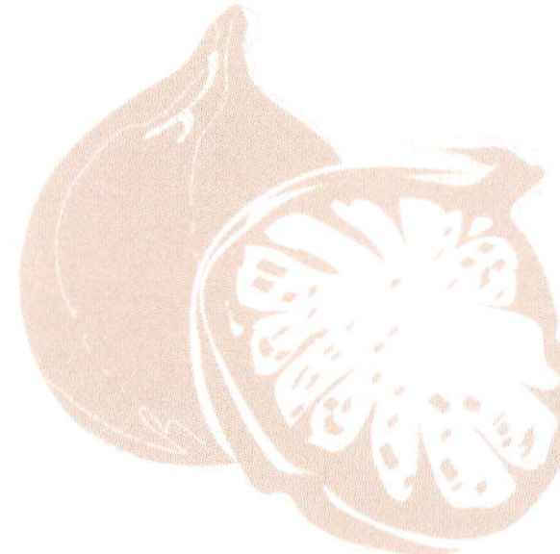

Rezepte

Meine ayurvedischen Gerichte sind immer ähnlich, denn ich verzichte nur ungern auf »meine« Gewürze, sie können unendlich kombiniert werden (siehe auch Seite 36–37). Gewürze in Ghee andünsten. Gemüse dazugeben und mitdünsten (eventuell noch etwas Wasser dazu). Zum Schluss Fetakäse oder Tofu hinzufügen – Käse nur so lange miterhitzen, bis er schmilzt. Tofu muss nur gewärmt werden. Nach Wunsch kannst du dann noch salzen, aber das ist durch die schmackhaften Gewürze oft gar nicht mehr nötig.

Kürbis mit Melone und Feigen

ZUTATEN

FÜR 4 PORTIONEN:
5 GETROCKNETE FEIGEN
EIN PAAR ROSINEN
1 KG HOKKAIDO-KÜRBIS
1 BUND FRÜHLINGSZWIEBELN
½ MELONE
2 TL GHEE
2 TL AYURVEDISCHE GEWÜRZMISCHUNG
1 STÜCK INGWER
1 HANDVOLL CASHEW- ODER WALNÜSSE
FRISCHE KRÄUTER

1 Feigen und Rosinen in heißem Wasser einlegen.

2 Den Kürbis waschen, teilen, die Kerne entfernen und das Fruchtfleisch in Würfel schneiden. Frühlingszwiebel waschen, putzen und in Ringe schneiden. Melone schälen und in Schnitze schneiden. Ingwer schälen und fein hacken.

3 Ghee erhitzen. Die Gewürzmischung hinzufügen. Wenn die Gewürze zu duften beginnen, den Ingwer und Frühlingszwiebeln hinzufügen und dünsten.

4 Eingeweichte Feigen und Rosinen, Melone und Cashewnüsse hinzufügen. Bei Bedarf salzen. Etwa 30 Minuten dünsten. Mit frischen Kräutern bestreuen und mit Reis genießen.

Spinat mit Fetakäse

1 Ghee in einer Pfanne heiß werden lassen.

2 Gewürze dazugeben, bis sie ihren köstlichen Duft entfalten. Ingwer schälen, fein hacken, zugeben und kurz mitdünsten.

3 Spinat gründlich waschen, feucht dazugeben und kurz dünsten, bis er gar ist.

4 Fetakäse würfeln, unter den Spinat mischen und schmelzen lassen. Heiß servieren.

ZUTATEN

FÜR 2 PORTIONEN:

1 TL GHEE (AUS DEM BIOLADEN ODER REFORMHAUS ODER GÜNSTIG SELBST GEMACHT)
1 TL AYURVEDISCHE GEWÜRZMISCHUNG (SIEHE SEITE 36-37)
MUSKATNUSS
1 STÜCK INGWER
500 G SPINAT
100 G FETAKÄSE

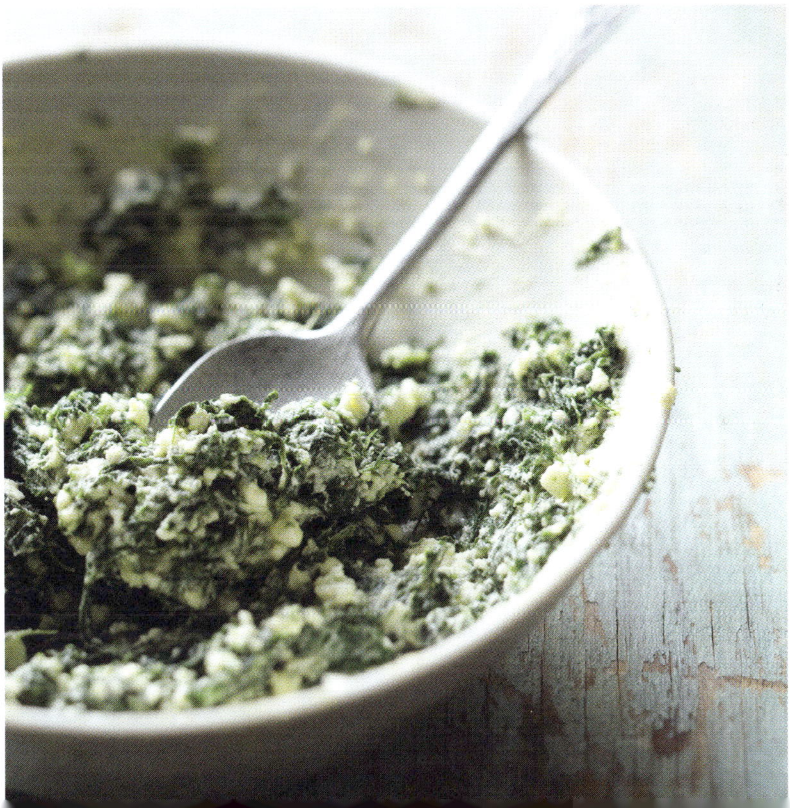

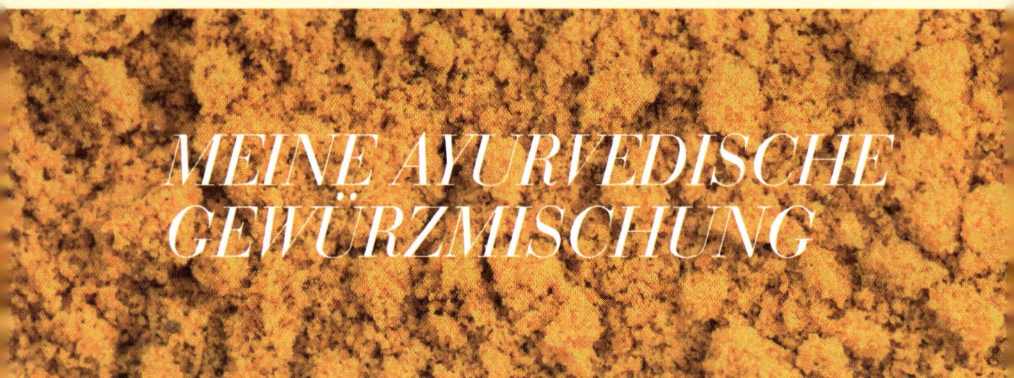

MEINE AYURVEDISCHE GEWÜRZMISCHUNG

Bei meiner Ausbildung zur Ayurveda Yoti im Sivananda Ashram habe ich mir die ayurvedische Grundmischung der Gewürze eingeprägt. Seither begleitet sie mich als Geschmacksträger, Muntermacher und Seelentröster.
Für ein Dhal oder Gemüsegericht für 2–4 Personen gebe ich folgende Gewürze in zwei Esslöffel erhitztes Ghee:

1. Gelbsenfkörner

Gib zwei Teelöffel Gelbsenfkörer in das heiße Ghee und beobachte genau, wann die Körner platzen oder aufpoppen. Erst dann kommen die andern Gewürze hinzu.
Gelbsenf ist reich an Vitamin A und C, Eisen und Kalium, wirkt stimulierend, desinfizierend und appetitanregend.

2. Koriander

Während die Gelbsenfkörer bereits im Ghee dünsten, gibst du einen knappen Teelöffel Koriandersamen in einen Mörser.
Koriander stärkt den Körper und ist wohltuend für das Herz, wirkt krampflösend und stimulierend.

3. Bockshornklee

Füge einen knappen Teelöffel Bockshornkleesamen hinzu.
Bockshornklee senkt den Blutdruck, fördert nach der Geburt die Milchbildung, hilft bei Diabetes, reinigt das Blut, macht die Haut weich und geschmeidig, wirkt adstringierend (zusammenziehend), entwässernd und sexuell stimulierend.

4. Kreuzkümmel

Als Nächstes folgt ein knapper Teelöffel Kreuzkümmel. Er wirkt entblähend und entgiftend, reinigt das Blut, stärkt Leber, Darm, Nieren und Gebärmutter. Zerstoße jetzt alle Gewürze, gib sie dann zu den Gelbsenfkörnern in das Ghee und rühre, bis sich ihr köstlicher Duft entfaltet.

5. Kurkuma

Nun fügst du zwei bis drei Teelöffel Kurkuma hinzu und dünstest ihn ebenso leicht in dem Ghee an. Kurkuma reinigt das Blut, wirkt unterstützend bei der Verdauung von Proteinen und reguliert den Stoffwechsel. Es hilft bei Diabetes und kann Gelenkschmerzen bei Arthritis und Krebs vorbeugen.

6. Ingwer und/oder Chili

Zum Schluss kommt ganz nach Geschmack noch Ingwer und/oder Chili dazu. Ingwer ist eine »universelle« Medizin, die die Verdauung anregt, Blähungen reduziert, Durchfall bekämpft und Übelkeit mindert. Chili kann Grippesymptome reduzieren, Atemwege öffnen und Schleim lösen. Sie senken den Blutdruck, sollen die Nerven stärken und die Endorphin-Produktion ankurbeln.

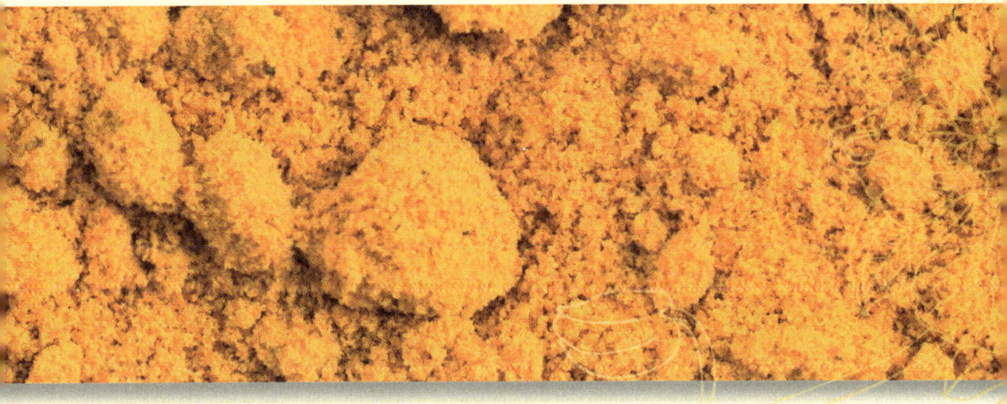

Nach den Gewürzen gibst du Linsen, Gemüse oder Tofu dazu, gießt heißes Wasser an und lässt alles fertig garen.

Wichtig: Diese Mischung entspricht meinem Geschmack. Deine eigene intuitive Mischung ist genauso richtig.

Kraftorte

Es ist wichtig, einen Ort zu haben, an dem wir uns vom Trubel des Lebens zurückziehen können. Dies sollte ein Platz der Stille sein. Hier finden wir die Ruhe, die in der Hektik des Alltags nicht so leicht zu finden ist. Mit kleinen Ritualen können wir aber auch am Arbeitsplatz durchatmen, einen Moment aussteigen aus dem Lärm, der Aktivität und den Anforderungen.
In Momenten, in denen wir etwas Zeit haben, von einem Ort zum anderen gehen oder auf eine Verbindung warten, können wir tief durchatmen, wieder Kraft schöpfen und uns an unserem Dasein freuen.

Feng Shui

Mit Feng Shui können wir in unserem Heim Harmonie und Balance schaffen. Die aus China stammende, zunehmend beliebte Wissenschaft ist über 3000 Jahre alt und beschäftigt sich mit den Einflüssen der Natur auf den Menschen. Aus chinesischer Sicht ist alles den fünf Grundelementen Feuer, Metall, Erde, Holz und Wasser zugeordnet. Diese fünf Elemente müssen im Einklang sein, da sie sich gegenseitig nähren, kontrollieren, aber auch zerstören können. Jedes Element trägt entweder Yin oder Yan in sich und ist mit Chi (Energie) positiv oder negativ aufgeladen. Wer sich im Gleichgewicht mit den Elementen befindet, wird auch selbst in Harmonie sein. Dies ist förderlich für die Gesundheit, für das Wohlbefinden, das Glück und das spirituelle Wachstum.

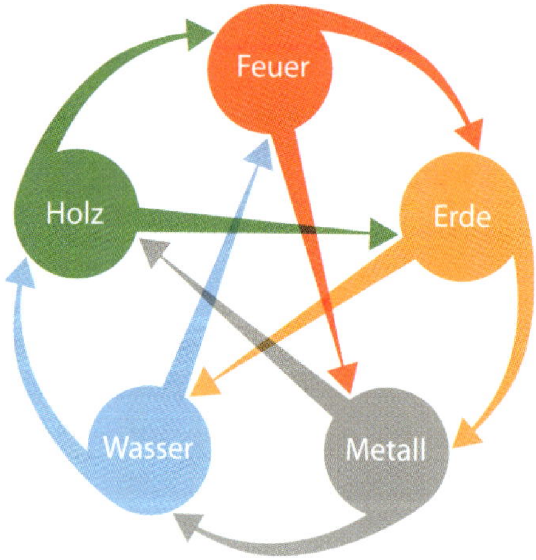

Wenn wir das Gefühl haben, die Energien in unserem Heim sind nicht stimmig, können wir mit einfachen Mitteln aus dem Feng Shui Veränderungen vornehmen, die unser Zuhause ins Gleichgewicht bringen. Durch den gezielten Einsatz von Farben, Materialien und Bildern der verschiedenen Elemente sowie der bestimmten Position von Einrichtungsgegenständen im Raum wird Harmonie geschaffen. Mit Klangspielen, Glaskugeln und Spiralen werden Energien in positive Richtungen geleitet.

Feng Shui zu Hause

- Sitz mit dem Rücken zur Wand am Schreibtisch.
- Stell das Kopfteil des Betts zur Wand.
- Entsorge kaputte Dinge.
- Sorge für gute, intakte Beleuchtung.

Vastu

Vastu ist das indische Gegenstück zu Feng Shui und beschäftigt sich wie dieses mit der Harmonie des Universums und seinen Energien. Die Gestaltung der Räumlichkeiten, die Ausrichtung der Zimmer, die Platzierung der Einrichtung sollte nicht allein durch unsere Kreativität bestimmt werden, sondern im Einklang mit den Kräften der Natur erfolgen. Die Gestaltung entscheidet über Harmonie oder Disharmonie, über Glück und unser Wohlbefinden. Besonders im Schlafzimmer, das ja ein Ort der Regeneration ist, sollte man das Bett an der günstigsten Stelle aufstellen: Zeigt der Kopf nach Norden, ist dies ungünstig. Der Kopf nach Süden dagegen bewirkt Harmonie. Kopf nach Osten begünstigt den spirituellen Fortschritt. Wenn man sich den guten Energieströmen öffnet und die negativen blockiert, macht unser Leben einen Schritt weiter in Richtung vollkommener Harmonie.

Negative Energien beseitigen

Wenn wir nach Hause kommen, ist es wichtig, einen Ort der Harmonie und Entspannung vorzufinden. Ist dies nicht der Fall, können wir mit einfachen Maßnahmen Veränderungen schaffen. Oft liegt es nur an umherliegenden Dingen, »klassischer« Unordnung oder Unerledigtem. Dies sollten wir direkt angehen, uns die Zeit fürs Aufräumen nehmen und uns danach belohnen, damit der Anreiz größer ist. Unnütze Dinge weggeben oder entsorgen schafft Platz für gute Energien. Falls diese Prozedur keine Wirkung zeigt, können wir an den Energien arbeiten. Eventuell hängt noch Negativität eines Vormieters, eines früheren Mitbewohners oder eines Besuchers in den Räumen. Manchmal müssen wir uns auch von Nachbarn abgrenzen und unseren eigenen Raum schützen. Denn schlechte Energien können uns Kräfte rauben, uns schwächen, unsere Kreativität und unseren Tatendrang beeinträchtigen sowie die Freude an der eigenen Existenz nehmen.

Eine gute Methode schlechte Energie aus dem Weg zu räumen, ist zum Beispiel das Räuchern, also mit Weihrauch durch die Räume zu gehen. Texte wie »Gott reinige dieses Haus und erfülle es mit Liebe, Frieden und Heilung« aufzusagen, kann hilfreich sein, um gute Energie fließen zu lassen. Auch Rasseln oder andere Krachmacher für tote Ecken helfen, gestaute Energien aufzurütteln. Schüsseln mit Wasser und Salz neutralisieren die Atmosphäre ebenfalls.

»Zeige mir, wie du baust und ich sage dir, wer du bist.«
Christian Morgenstern

Sobald unsere Wohnung sauber, ordentlich und frei von allen negativen Schwingungen ist, ist es Zeit, uns nach einem Platz der Kraft umzusehen. Willst du an diesem Ort Yoga üben und meditieren? Dann ist es gut, sich nach Osten zu orientieren. Oft reicht schon ein kleines Plätzchen für die Yogamatte, eine Decke sowie Klotz und Gurt für bestimmte Übungen. Ein Bild von einem Kraftspender, egal ob das Maria, Jesus oder Buddha, eine indische Heilige, die geliebte Großmutter oder ein Naturbild ist, hilft, dem Platz die notwendige Würde zu verleihen. Es ist manchmal schwer, für sich alleine den Anker der Ruhe zu finden. Warum also nicht einfach einen Weggefährten zur Unterstützung mit auf die »Reise« nehmen?

Kraftorte in der Natur

Es gibt viel zu entdecken, wenn wir uns öffnen und bereit sind, Wunder wahrzunehmen. Diese Wunder finden wir in der Natur, in den Bergen, am Wasser, im Wald oder in einem Garten. Wenn wir ganz bewusst die Schönheit der Natur wahrnehmen, wenn wir einen wachen und klaren Geist haben, wenn wir uns auf die verborgenen Kräfte einlassen und genau hinsehen und hinspüren, entdecken wir eine Kraft, die uns gesunden lässt und heilt. Eine Kraft, die Trauriges vergessen lässt und Freude schenkt.

Die Natur ist ein wunderbarer Ratgeber und Kraftspender. An einem Fluss oder Bach entlangzuwandern, beruhigt die Seele und hat reinigende Energien. Der Blick hinab von einem erklommenen Berggipfel weitet das Herz und macht den Geist frei. Das Bad in einem See reinigt Körper und Geist und erholt wie kaum etwas.
Oft löst sich ein Problem nach einer schönen Bergtour, einer erholsamen Wanderung wie von alleine auf, weil wir wieder in Einklang mit uns selbst sind. Freude kommt auf, Lebensfreude. In solch einem Moment ist alles da, was wir brauchen, wir müssen es nur annehmen.

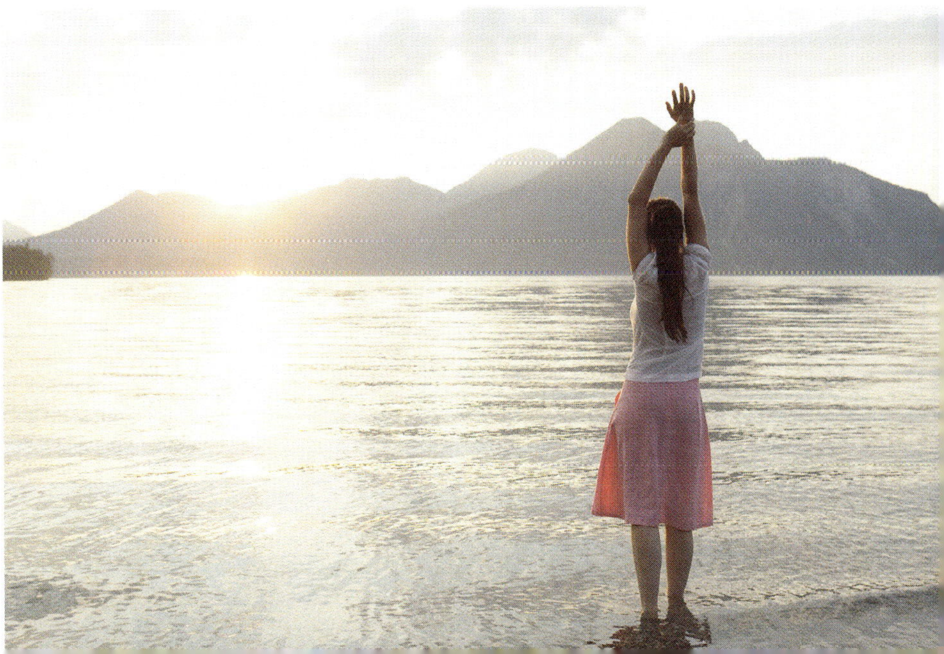

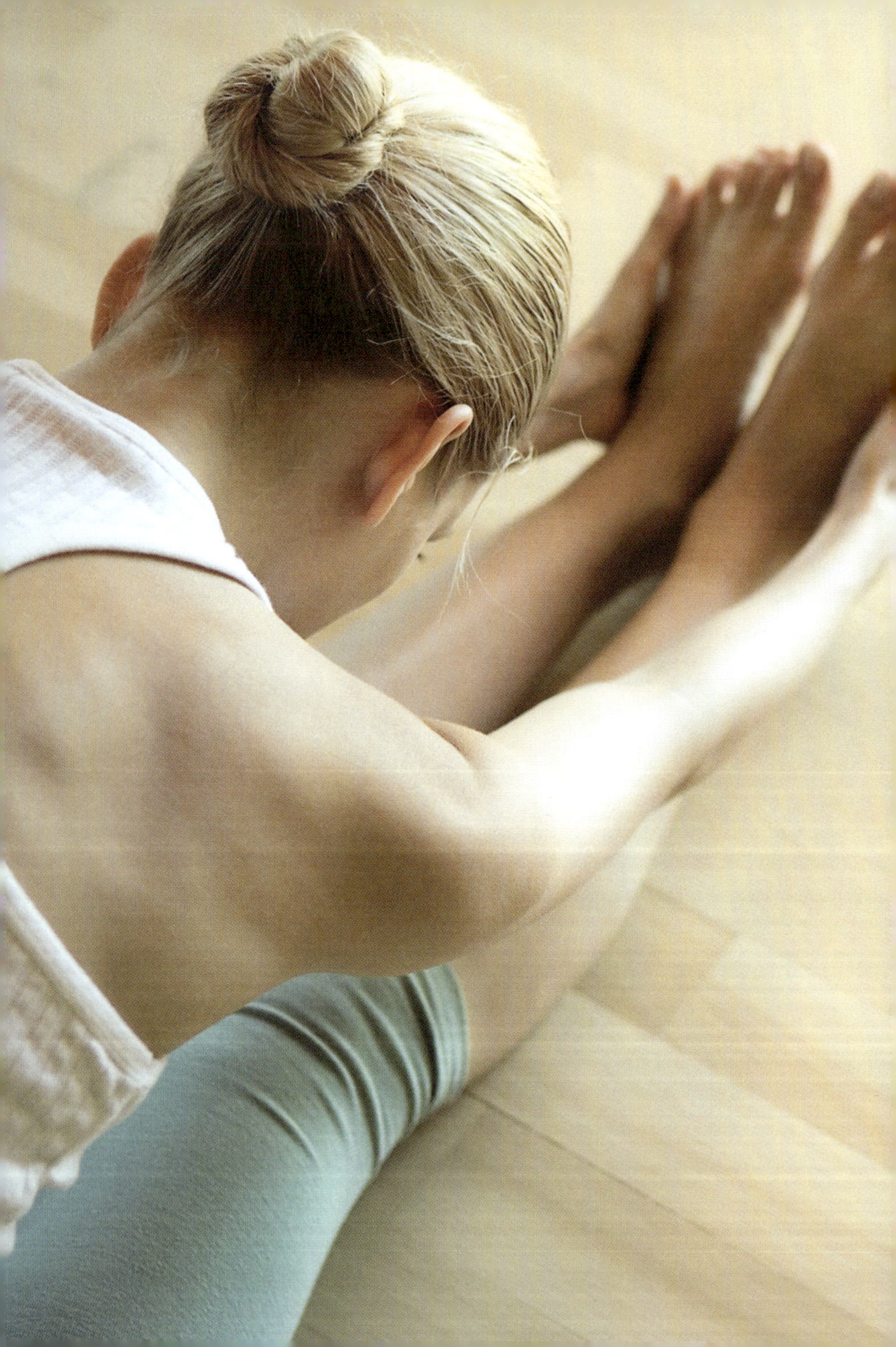

Mehr Beweglichkeit und Flexibilität

Beweglichkeit und Flexibilität lernen wir erst zu schätzen, wenn sie uns fehlt. Wir bemerken auf einmal, dass es uns schwerfällt, unsere Socken anzuziehen oder der Schulterblick im Auto wird unangenehm, weil die Schulter- und Nackenmuskulatur verhärtet ist. Höchste Zeit, etwas zu tun. Mit den richtigen Gegenmaßnahmen fühlst du dich bald wieder leicht und beweglich wie in deiner Kindheit.

Die Dinge mit anderen Augen sehen

Bevor es an die Fakten geht: Hast du schon mal unseren Wortschatz näher betrachtet? Wir sprechen von einem eingeschränkten Sichtfeld, von Personen, die sich in Verhandlungen starr und unbeweglich verhalten… Ich bin überzeugt, dass Menschen mit diesen »Eigenschaften« auch körperlich eher unbeweglich sind. Schließlich sind Körper und Geist untrennbar miteinander verbunden. Daher wundert es mich nicht, was viele Frauen, die bei uns trainieren, feststellen: Mit der zunehmenden Flexibilität des Körpers – erweitert sich auch sehr oft der Gedankenhorizont. Sie können sich nicht nur elegant und geschmeidig bewegen, sondern sehen auf einmal auch mehr Möglichkeiten und Optionen. Besonders im Yoga werden wir durch Asanas (Übungen) neuen Perspektiven ausgesetzt, die unser Bewusstsein verändern. Schulterstand, Kopfstand und alle Umkehrhaltungen stellen unsere Welt auf den Kopf und erweitern so unseren geistigen Horizont. Indem wir scheinbar komplizierte und zunächst oft erst einmal nicht machbare Übungen meistern, lernen wir, uns auch im Alltag neu auszuprobieren, die Dinge von einer neuen Warte zu sehen und bisher gültige Konzepte von einem neuen Blickwinkel zu betrachten. Die Welt neu entdecken, das Gleiche anders zu sehen, Menschen mit all ihren verschiedenen Facetten wahrnehmen: Wie aufregend neu, wie herzerfrischend, wie belebend! Mit solch neuen Erfahrungen, die mit Yoga sehr präsent sind, erleben wir neue Perspektiven, die unser Bewusstsein so verändern können, dass auch im normalen Leben einiges Ungeahnte möglich werden kann. Ich selbst habe zum Beispiel lange mit dem Dreifuß, auch Krähe genannt, gehadert. Immer wieder motivierte mich unsere Yogalehrerin Gaby dazu. Am Anfang konnte ich es mir gar nicht vorstellen, dass meine Hände mich

tragen könnten. Dann empfand ich meine Handgelenke als zu schwach oder meinen Körper zu schwer. Später hatte ich dann Angst, dass ich nach vorne auf den Kopf fallen könnte. Bis ich irgendwann das Vertrauen fasste und mühelos die Beine hob, meine starken Handgelenke und meine kraftvolle Körpermitte spürte. Eine Woche später sah es leider schon wieder ganz anders aus.
Stellen wir doch unsere Welt auf den Kopf und tauchen wir ein in Übungen, die uns guttun, weiterbringen und Freude machen. Die Vielfalt ist groß und sie ist wahrhaftig großartig.
Es gibt aber auch andere Wege als Yoga, um die Flexibilität wiederherzustellen, wenn Nichtgebrauch oder einseitiger Gebrauch unsere Muskulatur unbeweglich gemacht hat. Drei davon möchte ich auf den folgenden Seiten vorstellen: das klassische Stretching und Dehnen, den US-Trend »Barre Workout« und das Training mit dem Schwungstab.

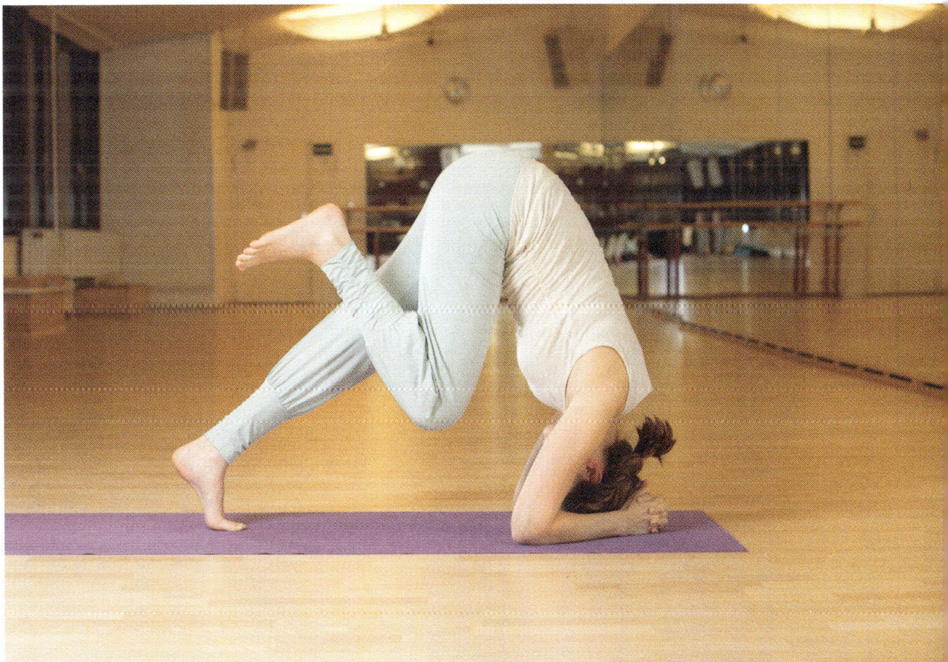

Stretching und Dehnen

In meiner jahrzehntelangen Erfahrung mit Muskel- und Ausdauertraining widersprachen sich die Experten beim Thema Dehnen häufig. Mal wurde gefedert, mal nicht, mal wurde vor dem Training gedehnt, mal danach, mal vorher und nachher… Trotz aller Widersprüche war das Dehnen immer ein Teil der Trainingsprogramme. Unsere Trainer achten heute stets darauf, dass die Bewegungen nicht ruckartig ausgeführt werden und wir die Dehnung drei bis fünf Atemzüge halten. Mit kurzer Pause werden zwei bis drei Wiederholungen angeraten. Dabei sollte man ruhig atmen und entspannt bleiben. Wichtig ist zudem, mit der gleichen Intensität immer auch den Antagonisten, also den »Gegenspieler-Muskel«, zu dehnen. Sonst kann es zu Verkürzungen und Dysbalancen im Körper kommen. Es ist das gleiche Prinzip wie beim Krafttraining: Wenn die hintere Muskelpartie trainiert wird, darf man die vordere nicht vergessen.

Eine Frage, die ich immer wieder höre, ist: Wann wird eigentlich gedehnt? Bei der intensiven Dehnung vor dem Training können die Gelenke ihre Stabilität verlieren und die Bänder ihre Straffheit. Die Bänder sollten jedoch die Knochen halten. Deshalb dehnen wir vor dem Training nicht, aber gerne danach. Es ist doch herrlich, sich nach einer Anstrengung sanft zu strecken, so machen es doch auch die Katzen. Wir kommen wieder in unsere Balance, schützen uns vor Verletzungen und erhöhen unser Körpergefühl. Es ist ein Moment des Zur-Ruhe-Kommens und der mentalen Entspannung. Es tut gut, die Muskeln wieder lang zu machen. Deshalb liebe ich auch die Kombination Laufen und Yoga. Die Beindehnung, die Vorbeuge, der Schulterstand oder der Pflug: Wenn es der Rücken zulässt, fühlen sie sich nach einem schönen Lauf einfach gut an. Auch wenn es viele pauschale Aussagen zu theoretischen Dehneffekten gibt, konnten diese nicht empirisch belegt werden. Jedoch kann regelmäßiges Dehnen die Bewegungsreichweite nachweislich verbessern. Die Wahl der Dehnmethode scheint dabei eher von untergeordneter Bedeutung zu sein. Offensichtlich ist es vor allem wichtig, dass man regelmäßig dehnt, nicht wie man dehnt. Dazu plädiere ich für den Wohlfühleffekt.

Hintere Oberschenkel

* Stell dich vor einen Stuhl, eine Bank oder einen Hocker.
* Leg den rechten Fuß auf der Sitzfläche ab. Die Fußspitze ist gestreckt. Das rechte Knie ist fast gestreckt, das linke bleibt minimal gebeugt.
* Neige nun den Oberkörper mit langer Wirbelsäule und leichter Bauchspannung nach vorne über das rechte Bein. Schieb dabei das Gesäß weit nach hinten raus (»Entenpopo« machen).
* Halte die Dehnung 10 Sekunden und atme währenddessen tief und gleichmäßig.
* Nach 10 Sekunden ziehst du die rechte Fußspitze in Richtung Körper an und hältst die Position erneut 10 Sekunden.
* Richte langsam den Oberkörper wieder auf, wechsle die Seite und leg den linken Fuß auf.
* Dehne wieder erst mit gestreckter, dann mit angezogener Fußspitze.
* Die ganze Bewegungsabfolge noch 3-mal wiederholen.

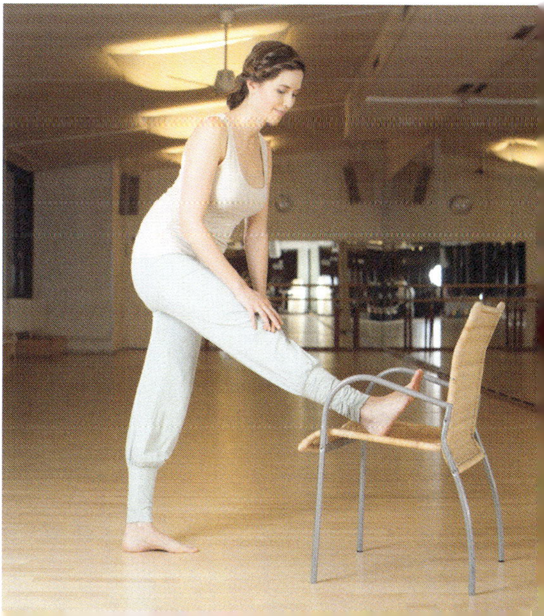

Vordere Oberschenkel

* Halte dich an einem festen Gegenstand fest (Türrahmen, Baum).
* Umgreife mit der rechten Hand das rechte Fußgelenk und zieh den Fuß zum Gesäß. Die Knie bleiben nebeneinander, das Standbein ist minimal gebeugt.
* Zieh den Bauchnabel nach innen und schieb gleichzeitig das Becken leicht nach vorne.
* 10 Sekunden halten, dann das Bein wechseln.
* Die Dehnung noch 1- bis 2-mal wiederholen.

Innenseite der Oberschenkel

* Ausgangsposition ist eine weite Grätsche, beide Fußspitzen zeigen nach vorne.
* Schieb das Gesäß leicht nach hinten und beug den Oberkörper etwas nach vorne.
* Beuge nun das rechte Bein und verlagere das Gewicht auf das rechte Bein.
* Halte die Dehnung 10 Sekunden, geh zurück in die Ausgangsposition und dehne dann das Bein.
* Die Dehnung noch 1- bis 2-mal wiederholen.

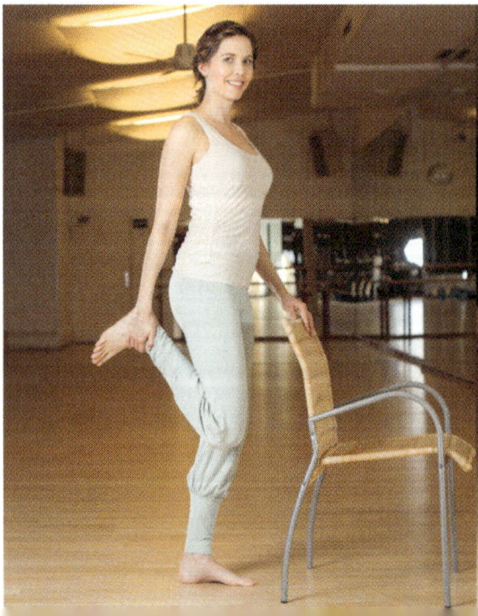

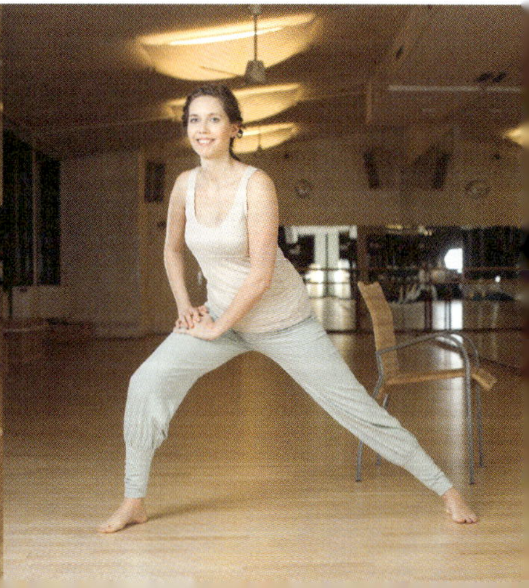

Brustmuskulatur

* Stell dich hinter einen Tisch oder hinter eine Bank und leg deine Hände mit den Daumen nach oben auf die Tischplatte oder die Lehne. Dein Rücken ist gerade nach vorne gebeugt und bildet die Verlängerung von Platte beziehungsweise Lehne.
* Senk nun den Brustkorb in Richtung Boden ab, bis du die Dehnung im Bereich der Brustmuskulatur und der Arme spürst.
* Halte die Position 10 Sekunden, bevor du langsam wieder in die Ausgangsposition zurückkehrst.
* 1- bis 2-mal wiederholen.

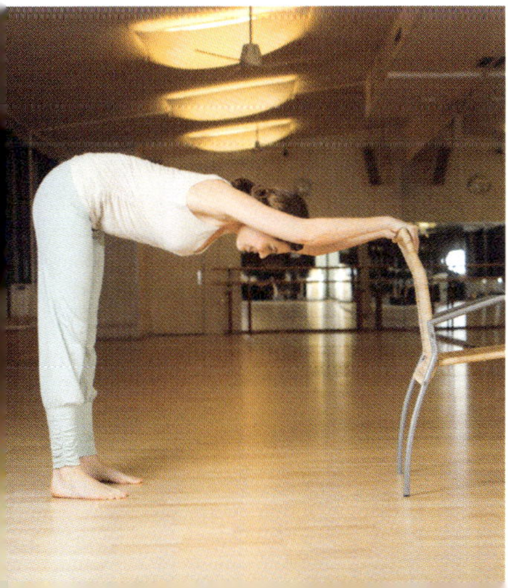

Seitliche und hintere Halsmuskeln

* Stell dich aufrecht hin, die Schultern sind auf einer Höhe.
* Neige nun den Kopf zur rechten Schulter, während du die linke Schulter minimal tiefer ziehst. 10 Sekunden halten.
* Dreh aus dieser Position den Kopf so, dass die Nasenspitze zur rechten Schulter zeigt. Wieder 10 Sekunden halten.
* In die Ausgangsposition zurückkehren und das Ganze zur anderen Seite wiederholen.
* Die Dehnung noch 1- bis 2-mal wiederholen.

Vorsicht

Solltest du bei dieser Übung Schwindel oder Übelkeit empfinden, dehnst du zu stark. Führe dann die Übung nur halb so intensiv aus.

Faszientraining

Neben dem herkömmlichen Training haben wir bei My Sportlady in letzter Zeit verstärkt auch ein Augenmerk auf die Faszien gelegt. Faszien bestehen aus Bindegewebe und verbinden unsere Muskeln miteinander. Sie können im Laufe der Jahre durch ständigen Stress oder mangelnde Bewegung verkleben oder sich an manchen Stellen verdichten oder verschieben.
Wenn die Faszien am Rücken sich verhärten, kann sich das zum Beispiel negativ auf die Beweglichkeit des Iliosakralgelenks auswirken.

Verdichtete Faszien können durch starken Zug um die Nerven diese einklemmen oder die Durchblutung und Versorgung einer Region verschlechtern. Es treten dann Schmerzen auf. Daher ist Vorbeugung wichtig.
Nur ein gesunder Muskel und flexible Faszien können optimale Leistung bringen und sind weniger anfällig für Verletzungen wie Muskelzerrungen. Die Anwendung von Faszienrollern vor dem Training dient der besseren Muskeldurchblutung und neutralisiert die Spannungszustände. Nach dem Training beschleunigt sie die Regeneration der Muskulatur.

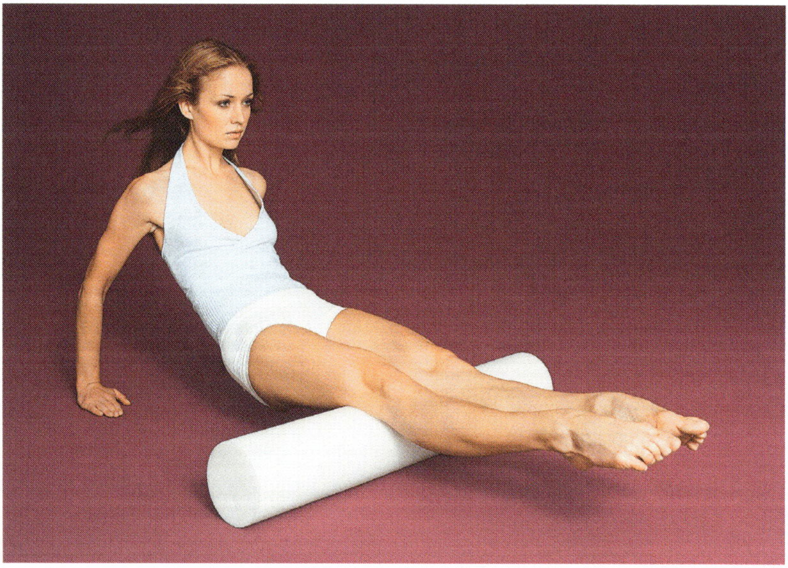

Das Bindegewebe

Unsere Organe, Nerven und Gefäße sind von Bindegewebe umhüllt und durch dieses miteinander verbunden. In der Interzellularsubstanz des Bindegewebes findet der Stoffaustausch statt.
Unser Lebensstil macht das Bindegewebe jedoch oft sauer. Stress, ungesunde Ernährung, Bewegungsmangel, Nikotin und Alkohol überfordern häufig die Stoffwechselfunktion. Die überschüssigen Säuren werden mit Fettzellen und Wasser im Bindegewebe eingelagert. Das zeigt sich zum Beispiel an Po und Oberschenkel in Form von unschönen Dellen.

Die Übungen mit »Foamrollern« wurde schon länger im Functional Training genutzt (siehe ab Seite 16), jedoch gibt es erst seit Kurzem wissenschaftliche Beweise bezüglich der Effektivität. Nicht zuletzt hat die neuere Erkenntnis, dass der Elastizitätsverlust der Faszien Schmerzverursacher sein kann, dazu geführt, dass wir die Rollen nach dem Training auch bei uns im Studio nutzen. Wer sich gut fühlen und in sich hineinspüren kann, der entwickelt einen höchst effektiven Schutz gegen Schmerzempfindungen. In den Faszien finden die meisten sensorischen Wahrnehmungen statt. Bisher wurde dieses Attribut nur den Muskelspindeln und Gelenksensoren zugesprochen. In den Faszien befinden sich aber sechsmal mehr Rezeptoren. Das Faszientraining hat also einen Wohlfühleffekt. Probiere es aus!

Schönere Haut

Eine Variante des Faszientrainings ist das Ausrollen der Muskeln mithilfe eines Balls oder einer Rolle. Der Druck regt die Hydration des Gewebes an. Eine Lockerung der Faszien sorgt so auch für ein glatteres Bindegewebe und dadurch für ein besseres Hautbild. Wichtig ist dazu jedoch die Regelmäßigkeit der Bewegung und eine naturbelassene Ernährung. Zudem empfehle ich allen Frauen, die mit der Struktur ihres Bindegewebes unzufrieden sind, eine Detoxkur mit Entsäuerungseffekt (mehr dazu erfährst du ab Seite122).
Beim Yoga werden die Faszien übrigens ebenfalls gedehnt, gedreht und »ausgewrungen«. Und dies ist auch die Erklärung dafür, warum regelmäßiges Yoga das Hautbild so verbessert.

Schwungstab-Training

Das Training mit dem Schwungstab ist der Favorit vieler unserer Mitglieder. Es ist ein Expresstraining für Bauch, Beckenboden, Rücken und Arme. Bei entsprechend langen Trainingseinheiten regt es außerdem die Fettverbrennung an.

Der Schwungstab aktiviert während des Schwingens beinahe die Hälfte unserer Muskelfasern und das schon bei geringem Kraftaufwand. Er verbessert die Zusammenarbeit der Muskelfasern in einem Muskel (intramuskulären Koordination) genauso wie das Zusammenwirken verschiedener Muskeln (intermuskuläre Koordination).

Es gibt mittlerweile zahlreiche unterschiedliche Schwungstangen auf dem Markt. Allerdings hat nur der FLEXI-BAR® das AGR-Gütesiegel, zudem hat es ein sehr gutes Schwungverhalten. Von FLEXI-BAR® gibt es neben der Standard-Stange (rot) auch eine Stange für Junioren und Senioren (grün). Sie ist leichter und kürzer und ermöglicht so den sanften Einstieg ins Training.

Vorsicht

Informiere dich bitte über mögliche Kontraindikationen, bevor du mit dem Schwungstab-Training beginnst. Wenn du zum Beispiel schwanger bist, solltest du das Gerät nicht benutzen.

Für die Rückbildung zur Reaktivierung deines Beckenbodens und deiner Körpermitte ist es jedoch ideal.

Verspannungslöser

* Ausgangsposition ist der stabile hüftgelenksbreite Stand mit aktiver Körpermitte.
* Du hältst den Schwungstab in der rechten Hand, die Hand befindet sich neben dem Oberschenkel.

* Schwing nun den Stab in Verlängerung des Unterarms in Richtung Boden. Der Nacken ist lang, der Kopf leicht nach links geneigt und die Schultern sind tief.

* Nach etwa 30 Sekunden Schwingen die Seite wechseln.

Brust und Rücken

* Mach eine leichte Grätsche. Die Fußspitzen zeigen nach außen, die Knie sind gebeugt, der Oberkörper leicht nach vorne gelehnt.

* Finde deine Körpermitte und greife den Stab mit beiden Händen. Die Arme hängen nach unten.

* Lass den Schwungstab ungefähr 30 Sekunden in Richtung Boden hoch und tief schwingen.

Stabiler Rücken

* Geh in die Bankstellung und aktiviere deine Körpermitte.

* Lass den Stab 30 Sekunden an der rechten Körperseite schwingen. Der Arm ist parallel zum Boden.

* Wechsle die Seite. Lass den Stab 30 Sekunden links schwingen.

* Die Übung wird schwieriger, wenn du das Bein der anderen Seite hebst und nach hinten streckst.

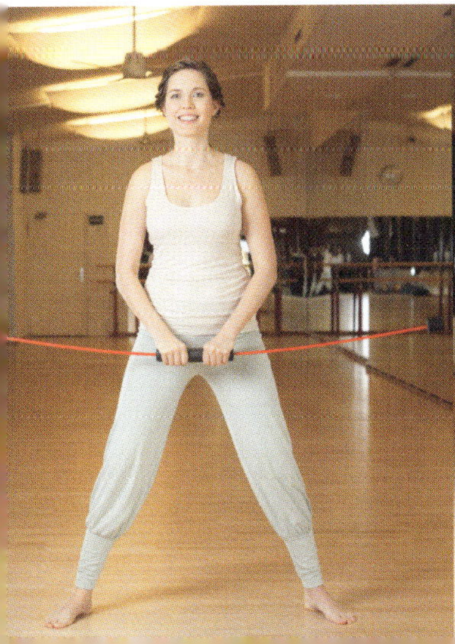

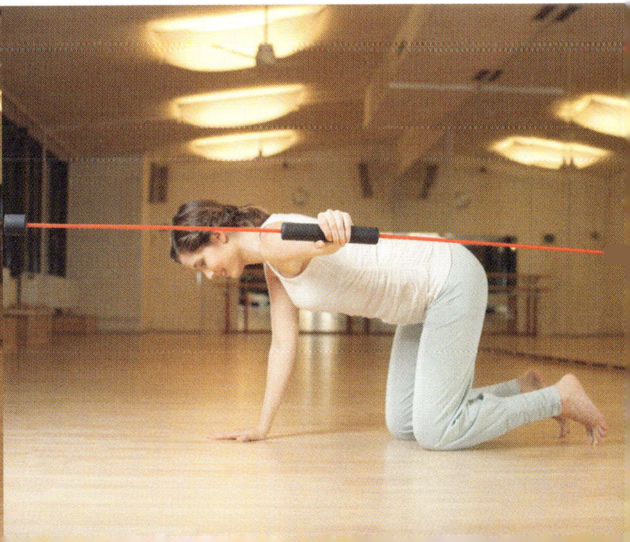

Barre Workout

Barre Workout ist ein neuer Trend in der Fitnessbranche. Es verbindet Elemente aus Yoga und Pilates mit dem Training an der Ballettstange. Zum Einsatz kommen dabei Kurzhanteln, Yogagurte, Therabänder, Pilatesbälle und Matten. Ein Großteil der Übungen findet an der Ballettstange statt, jedoch gibt es auch ein reines Mattentraining und Übungen im freien Stand. Das Training bewirkt straffe Oberarme, schlanke Hüften, ein knackiges Gesäß, eine bessere Beweglichkeit und schenkt nicht nur Rückengeplagten eine stabile Körpermitte.

Beim Barre Workout nutzen wir die Ballettstange als willkommene Unterstützung bei Balanceelementen. Indem man unter der Stange sitzt und sich mit den Händen an ihr festhält, werden beispielsweise in Single Leg Stretches die Bauchmuskeln trainiert. Bei Übungen im Stehen wird sie unter anderem als Ablagemöglichkeit für den Fuß und die Dehnung der Beinrückseite genutzt. An der Stange eingehängte Therabänder unterstützen das Armtraining.

Neben all den pilates- und ballettorientierten klaren Bewegungslinien haben aber auch fließende intuitive Hüftbewegungen ihren festen Platz. Die Atmosphäre in der Stunde ist somit locker und entspannt und nicht zu vergleichen mit den Ballettstunden in der Kindheit. Natürlich gibt es Pliés, Demi Pliés, Attitude, Point, Flex, Contract und Release, aber zu chilliger Musik mit leichtem fließendem Takt. Der Charme des Balletts kombiniert mit den fließenden verträumten Bewegungen auf Basis von Erkenntnissen aus Pilates und Yoga: Die Übungen sind geeignet für jede Frau, egal ob sie ein Ballettprofi ist oder erst mit dem Koordinationstraining beginnt, egal ob sie lieber in eng anliegender Workoutkleidung oder im Tüllröckchen trainiert. Der Schwerpunkt liegt auf einem gesundheitsbewussten Training, ohne der millimetergenauen Exaktheit des reinen Balletttrainings.

Pliés und Relevés

Formt Gesäß und Oberschenkel, stärkt die Waden und regt die Venentätigkeit an.

- Du stehst an der Ballettstange oder zu Hause an einem Sideboard oder einer Stuhllehne. Die Hand liegt locker auf der Unterlage auf. Die Füße sind parallel.
- Dreh die Füße aus und aktiviere deine Körpermitte.
- Verlagere das Körpergewicht auf die Ballen. Hebe und senke die Fersen 10-mal.
- Verteile nun das Gewicht wieder auf den ganzen Fuß. Beuge und strecke die Knie 10-mal.
- Zum Schluss kombinierst du beide Bewegungen: Knie beugen, in den Ballenstand gehen. Knie strecken, Fersen absetzen. Wieder 10-mal.

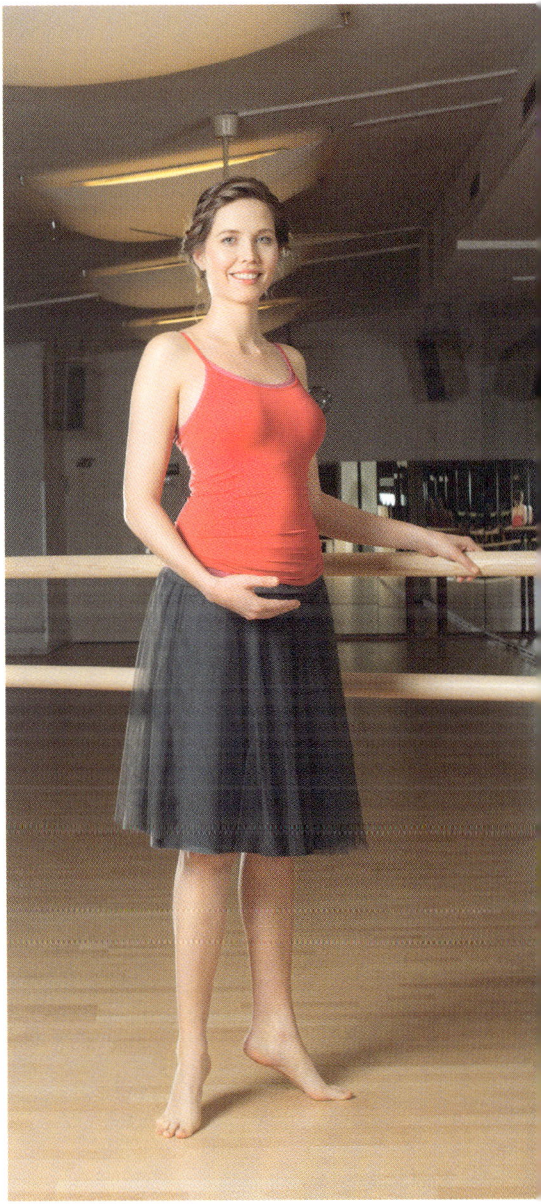

Power für die Oberschenkel

* Stütz dich an der Ballettstange ab. Die Füße stehen parallel zueinander, die Körpermitte ist aktiv.
* Gesäß absenken, die Knie beugen und wieder hochkommen. 10-mal.
* Im Ballenstand Knie beugen und wieder hochkommen. 10-mal.
* Tief bleiben und 10-mal pumpen (minimale Hoch-Tief-Bewegung).
* Zum Schluss im Ballenstand tief bleiben und 10-mal pumpen.

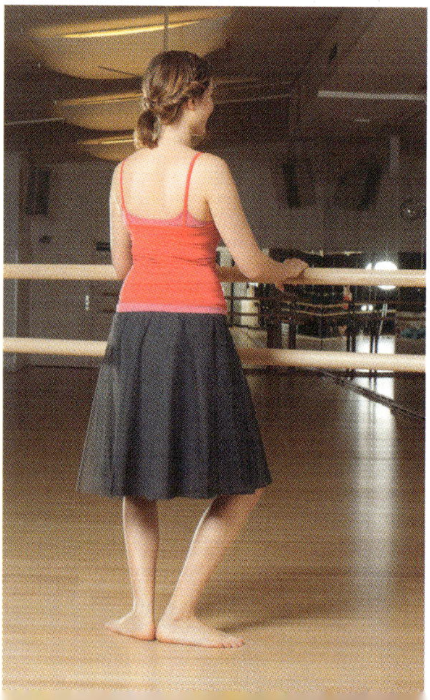

Knackiges Gesäß

* Du stehst mit großem Abstand zur Stange. Beide Hände liegen locker auf. Bei Rückenproblemen die Unterarme verschränkt auflegen und die Stirn auf die Unterarme legen.
* Neige nun den Oberkörper nach vorne, bis er entweder parallel zum Boden ist oder die Schultern leicht höher als das Becken sind. Während der nachfolgenden Übungen bleibt die Körpermitte angespannt und der Oberkörper ganz ruhig.
* Hebe und senke das rechte Bein 15-mal.
* Halte dann das Bein oben und zieh es 15-mal ein klein wenig Richtung Decke.
* Wiederhole den gesamten Ablauf anschließend noch einmal mit dem linken Bein.

Strategien gegen Rückenschmerzen

Massage und Bettruhe bei Rückenschmerzen? Diese Zeiten sind vorbei. Rückenschmerzen sind zwar ein Warnsignal des Körpers, aber meistens harmlos. Natürlich gilt es zu unterscheiden zwischen spezifischen Rückenschmerzen, die einen bestimmten körperlichen Auslöser hatten, wie zum Beispiel einen Bandscheibenvorfall und unspezifischen Rückenschmerzen, die etwa 85 Prozent aller Rückenleiden ausmachen und durch so unterschiedliche Faktoren wie Stress, negative emotionale Erlebnisse oder Niedergeschlagenheit ausgelöst werden können. So reagiert unser Körper auf hohe psychische Belastungen beispielsweise mit einer stärkeren Muskelspannung. Oft verspannt sich dann die Nacken- und Rückenmuskulatur, was wiederum die Beweglichkeit beeinflusst. Nimmt man

Schmerzen vorbeugen

- Studien zeigen, dass Bewegungsmangel am Arbeitsplatz und die dort vorherrschende psychische Belastung Rückenschmerzen begünstigen können.
- Lange bewegungslos und immer mit der gleichen Körperhaltung zu sitzen, schreit nach Rückenschmerzen. Wichtig ist daher möglichst viel Abwechslung. Arbeite mal im Sitzen, mal im Stehen, mal auf einem Gymnastikball. Und selbstverständlich ist ein ergonomisch eingerichteter Arbeitsplatz sinnvoll.
- Eine hohe Lebens- und Arbeitszufriedenheit senken das Risiko für chronische Rückenschmerzen. Betriebsklima, Arbeitsorganisation und ein gutes Konfliktmanagement sind mit die beste Prophylaxe.

dadurch eine Schonhaltung ein, wird ein Teufelskreis losgetreten: Weil die Nerven empfindlicher auf weitere Reize reagieren, nimmt der Schmerz im Rücken nimmt zu und weitet sich sogar noch auf andere Körperregionen aus. Deshalb sollte man bei Rückenschmerzen aktiv bleiben. Leichte Bewegung kann die Durchblutung und den Stoffwechsel der oft verspannten Körperregionen steigern und so Linderung schaffen. Bettruhe und Schonung dagegen würden eher zu Muskelabbau und weniger Beweglichkeit führen. Die »neue« Rückenschule setzt daher mittlerweile neue Maßstäbe. Bewege die Wirbelsäule in alle möglichen Richtungen. Hierzu gehört eine achtsame Beugung und Streckung ebenso wie eine Seitneigung und die Rotation.

Bewegung in die Wirbelsäule bringen

- Finde deine Körpermitte: Aktiviere deinen Beckenboden und zieh den Bauchnabel in Richtung Wirbelsäule und leicht nach oben in Richtung Brustkorb. Schließe einen imaginären Gürtel um die Wirbelsäule ganz eng.
- Atme ein und führe dabei beide Arme über den Kopf.
- Neige beim anschließenden Ausatmen den Oberkörper nach rechts. Das Gewicht bleibt gleichmäßig auf beide Beine verteilt, das Becken ist ruhig, die Körpermitte weiterhin aktiv.
- Beim Einatmen kommst du wieder in die Gerade.
- Atme aus und neige dich dabei zur anderen Seite.
- Einatmen und wieder aufrichten.
- Atme ein letztes Mal aus und senke die Arme.

* Beim nächsten Einatmen legst du die Hände gekreuzt auf die Brust.

* Beim Ausatmen drehst du den Oberkörper nach rechts. Das Becken bleibt dabei nach vorne ausgerichtet.

* Beim Einatmen drehst du dich zurück zur Mitte.

* Ausatmen und den Oberkörper nach links drehen. Das Becken bleibt nach vorne ausgerichtet.

* Atme ein und dreh dich zurück zur Mitte.

* Beim nächsten Ausatmen rundest du den oberen Rücken und bringst die Arme weit nach vorne.

* Beim Einatmen machst du dann den Rücken wieder gerade und führst die Arme an die Seite.

* Atme aus und stütze die Hände auf die Oberschenkel.

* Beim Einatmen legst du den geraden Rücken nach vorne, die Arme stützen den Rücken.

* Beim Ausatmen den Rücken runden.

* Bring beim Einatmen den Rücken in seine natürliche S-Form. »Überstrecke« ihn leicht und vorsichtig.

* Beim Ausatmen rollst du Wirbel für Wirbel wieder hoch. Die Hände stützen dabei den Rücken.

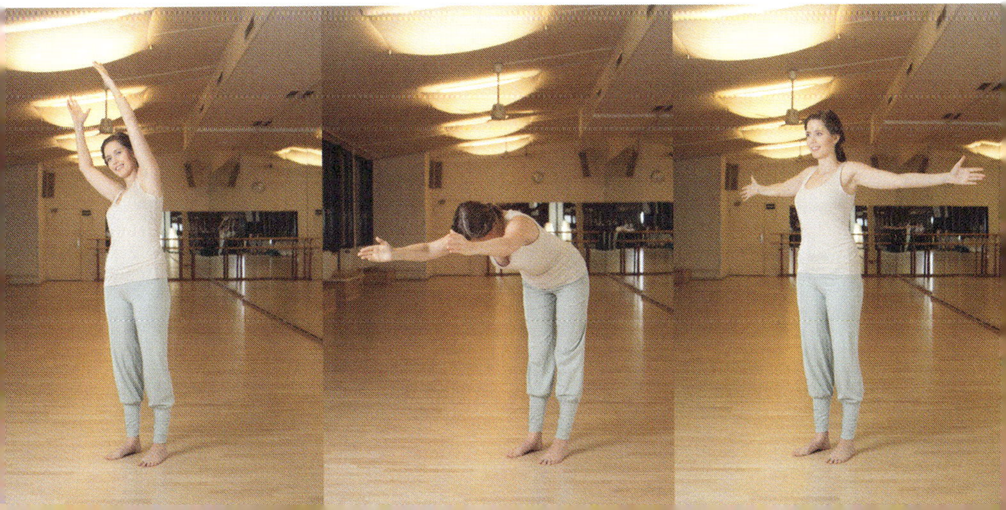

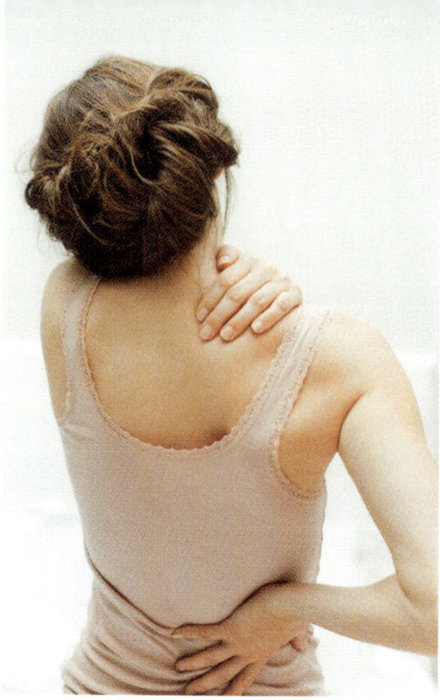

Barrieren lösen

Als meine Rückenschmerzen vor einigen Jahren so akut wurden, dass ich mich manchmal nur mühsam aus dem Bett erheben konnte, begann ich, meine Yogaübungen zur Regelmäßigkeit werden zu lassen. Ein besonderes Augenmerk legte ich dabei natürlich auf die Rückenübungen. Zu dieser Zeit begann ich auch am Morgen heißes, abgekochtes Wasser zu trinken, das hilft den Körper zu reinigen. Auch mit morgendlichen Atemreinigungsübungen (siehe Seite 133) brachte ich meine Energie ins Fließen. Denn war es nicht tatsächlich so, dass mein Prana, meine Energie, ins Stocken geraten war? Dass sich eine Barriere in meinem Rücken festgesetzt hatte, die nur ich selbst lösen konnte?

Es sollte danach einige Zeit dauern, bis ich wieder im Fluss war. Dabei half auch das Vorsagen eines Mantras, das ich dir hier mit auf den Weg geben will: »Om Tare Tuttare Ture Soha«. Ein Mantra kann man laut sprechen oder nur im Geist zitieren. Vertraue einem Mantra und es eröffnet die Heilung. Konzentriere dich voll darauf, mit Herz und Seele.

Durch die Töne eines Mantras werden Schwingungen erzeugt, die Unterschiedliches in uns erwecken. Das leuchtet ein, denn Lärm erzeugt auch andere Gefühle als klassische Musik. Damals empfand ich all diese Maßnahmen manchmal als lästig, blieb aber über längere Zeit dabei. Ich habe gelernt, dass wir uns aktiv um unser Wohlbefinden bemühen müssen und unsere Gesundheit uns leider nur ganz selten einfach geschenkt wird. Heute ist vieles fester Bestandteil meines Lebens geworden und es freut mich, mich ihrer Rituale zu bedienen.

»Om Tare Tutarre Ture Soha«

Tapes

Sind selbst sanfte Bewegungen mit starken Schmerzen verbunden, empfehlen wir im Studio nicht den Griff zur Schmerztablette, sondern ein sogenanntes Kinesiotape. Diese bunten Streifen, die man nicht mehr nur bei Sportlern, sondern immer häufiger auch im Alltag sieht, können sehr effektiv Spannung aus der Muskulatur nehmen und so den Schmerz deutlich lindern. Mit einem Tape ist auch ein sanftes Rückentraining deutlich weniger schmerzhaft. Unsere Sportwissenschaftlerin Vanessa hat damit schon vielen schmerzgeplagten Mitgliedern sehr geholfen.

Das Tape wird Richtung Körpermitte angelegt. Je nachdem mit wie viel Zug du es anlegst, kann es tonisierend oder entspannend wirken: Bei festem Zug entspannt sich die Muskulatur, wird das Tape ohne Zug angelegt, erhöht sich der Musekltonus.

Mit etwas Übung kann man ein Tape leicht selbst anbringen. Man sollte sich vorher jedoch immer von einem erfahrenen Therapeuten zeigen lassen, wie es richtig geht.

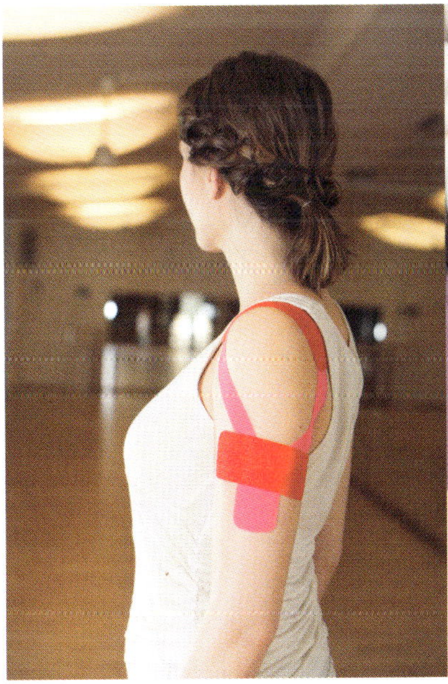
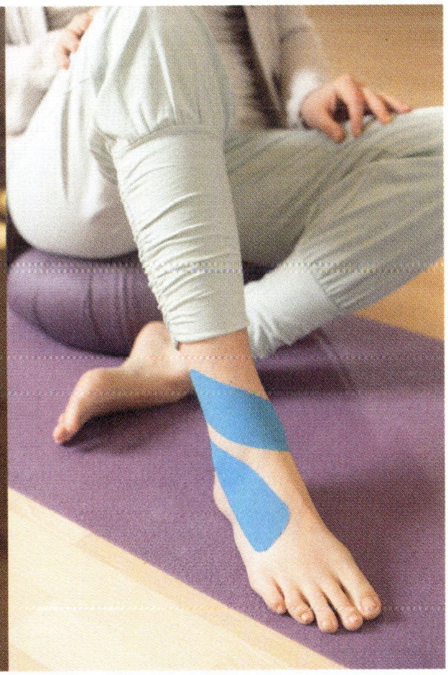

Hilfe vom Profi

Sollten auch intensive Übungen gegen die Rückenschmerzen keine Besserung bringen oder das körperliche Befinden gar verschlechtern, solltest du Rat bei einem Fachmann suchen. Neben der klassischen Orthopädie haben sich auch die folgenden Heilmethoden vielfach bewährt. Leider übernehmen nicht alle Kassen die Kosten. Es stellt sich dann die Frage: »Was ist mir meine Gesundheit wert?«

Osteopathie

Die Osteopathie, bereits im 19. Jahrhundert von dem amerikanischen Arzt A. T. Still (1828–1917) entwickelt, ist eine ganzheitliche, manuelle Therapie, die der Diagnose und Behandlung von Funktionsstörungen dient. Eine der wesentlichen Grundlagen der Osteopathie ist die Erhaltung der Bewegung und der Beweglichkeit der Gewebe im gesamten Organismus.

Der Körper stimmt alle lebensnotwendigen Funktionen in ständiger Wechselwirkung aufeinander ab. Wird die Bewegungsmöglichkeit einzelner Körperstrukturen eingeschränkt, beeinträchtigt das ihre gesunde Funktion. Im Laufe von Monaten oder Jahren können sich so wahre Spannungsketten im Körper bilden. Wir werden krank, reagieren mit Schmerz, Bewegungs- und Funktionsstörungen.

Mit seinen geschulten Händen ertastet der Osteopath Funktionsstörungen, löst diese und hilft somit dem Körper, die Selbstheilungskräfte zu aktivieren.

Seit 10 Jahren gibt es auch bei My Sportlady eine Praxis für Osteopathie. Mit viel Feingefühl und einem umfangreichen medizinischen Wissen kommt die Osteopathin vielen Beschwerden auf die Spur und kann so bei Unfällen, Verletzungen, aber auch bei chronischen Schmerzen oder Verspannungen Hilfe leisten. Sie berücksichtigt die Psyche, beschäftigt sich aber nicht hauptsächlich mit ihr, denn ihr Arbeitsgebiet ist der Körper.

Im Studioalltag habe ich es oft erlebt, wie unsere Osteopathin dazu verholfen hat, sich wieder auf den Körper zu besinnen und die Botschaften, die durch Schmerz gesandt werden, richtig zu deuten. Mit der eigenen Körperintelligenz können wir die vielfältigen Botschaften des Körpers erkennen und befinden uns dadurch schon auf dem Weg der Heilung. Die Feinfühligkeit und die Erfahrung der Osteopathin hilft, diese Fähigkeit zu erwecken.

Tuina

Tuina ist ein über Jahrhunderte gereiftes, eigenständiges Therapieverfahren aus der Chinesischen Medizin. Es kann bei Verfestigungen des Bindegewebes und anderer Körperbereiche, die eventuell durch ein äußeres Trauma aufgetreten sind, helfen.

Die Hauptwirkung dieser chinesischen Heilmassage und manueller Therapie liegt darin, Qi (Energie) und Xue (Blut) zu bewegen und ihren freien Fluss zu fördern. Als Folge lösen sich Blockaden und Verhärtungen sowie Verklebungen in Sehnen, Muskeln und Bindegewebe. Dies wiederum beseitigt oder lindert die damit einhergehenden Schmerzen. Die Selbstregulation des Organismus kommt in Gang.

Rolfing

Laut Ida Rolf (1896–1979), Begründerin dieser Methode, beeinflusst andauernder Stress die Struktur des Bindegewebes: Die Fasern verkürzen sich, was sich negativ auf die Körperstatik auswirkt. Fehlhaltungen führen zu mehr Energieverbrauch, die dem Körper dann bei der Abwehr gegen Krankheiten fehlen können.

Beim Rolfing sollen verklebte Bindegewebsschichten gelöst, Verkürzungen im Gewebe gedehnt und verhärtete Stellen geschmeidig gemacht werden. Dabei wird die gesamte Körperstatik, die Bewegung sowie die Atmungstechnik mit einbezogen. Der Therapeut übt auf bestimmte Körperzonen feinen, aber exakten Druck aus. Dadurch können neue Bewegungsmuster erlernt werden und der Körper kommt wieder ins Lot.

Eine weitere Form wieder in Fluss zu kommen, ist Rebalancing.

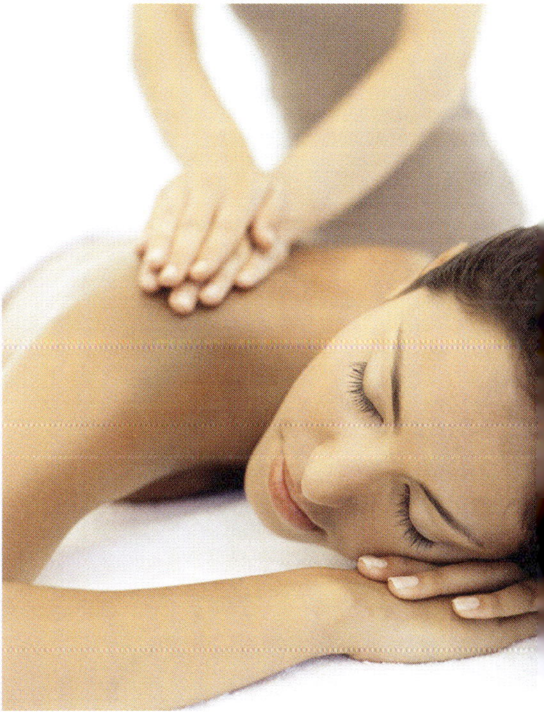

Brainfood

Mit der richtigen Nahrung können wir dafür sorgen, dass auch unsere grauen Zellen beweglich und flexibel bleiben. Walnüsse zum Beispiel können die Nervenzellen des Gehirns vor den schädlichen Auswirkungen der für Alzheimer typischen Eiweißablagerungen schützen. Einige Bestandteile der Walnuss wirken antioxidierend und verhindern, dass Zellen durch Eiweißbestandteile der Plaques geschädigt werden und absterben. Dies belegt eine Studie der University of Scanton. Wenn ich schlechte Laune habe und mich nur schwer konzentrieren kann, helfen mir auch einfach ein paar Kekse nach einer alten Rezeptur der heiligen Hildegard von Bingen. Sie helfen im Nu. Aber Achtung: Die Nervenkekse sind schon fast Arznei. Iss daher höchstens vier bis fünf Stück davon am Tag.

Feldsalat mit Fetakäse und Walnüssen

1 Feldsalat gründlich waschen, verlesen und trocken schleudern. In einer Schüssel mit den Walnüssen mischen.

2 Ziegenkäse in einer beschichteten Pfanne etwas erhitzen und auf dem Salat verteilen. Mit Olivenöl und Balsamico beträufeln. Dazu schmeckt Vollkornbrot.

ZUTATEN

FÜR 4 PORTIONEN:
250 G FELDSALAT
100 G WALNUSSHÄLFTEN
200 G FETAKÄSE
ETWAS OLIVENÖL UND BALSAMICO-ESSIG

Hildegardkekse

1 Alle Zutaten gründlich verkneten. Den Teig in Frischhaltefolie einschlagen und 30 Minuten im Kühlschrank ruhen lassen.

2 Den Teig auf einer bemehlten Fläche dünn ausrollen und Plätzchen ausstechen.

3 Die Plätzchen auf einem mit Backpapier belegten Blech bei 180 °C etwa 10 Minuten backen. Wenn sie zu lange im Ofen bleiben, werden sie bitter.

ZUTATEN

FÜR CA. 40 STÜCK:
500 G DINKELMEHL
250 G BUTTER
150 G HONIG
2 EIER
2 GESTRICHENE EL GERIEBENE MUSKATNUSS
3 GESTRICHENE EL ZIMT
1 MESSERSPITZE NELKENPULVER

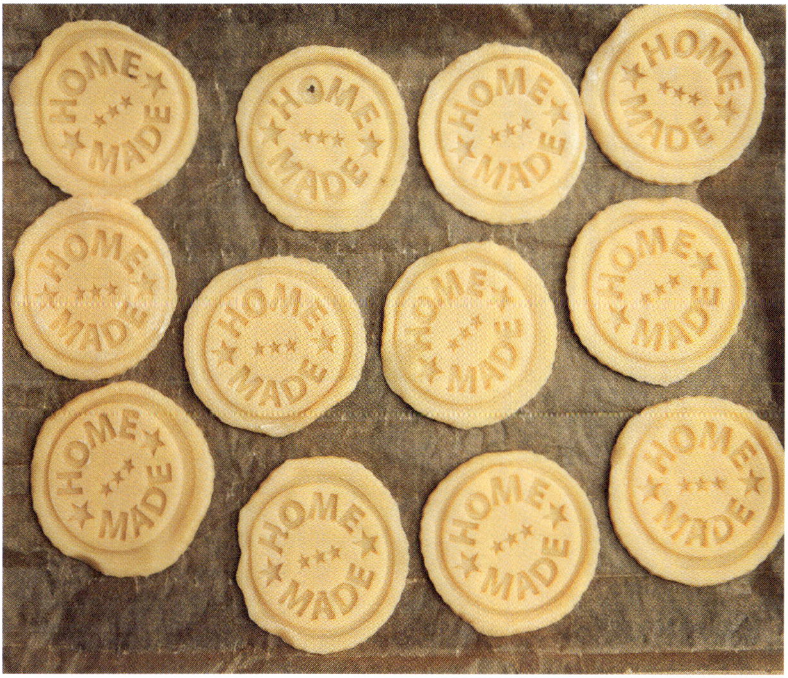

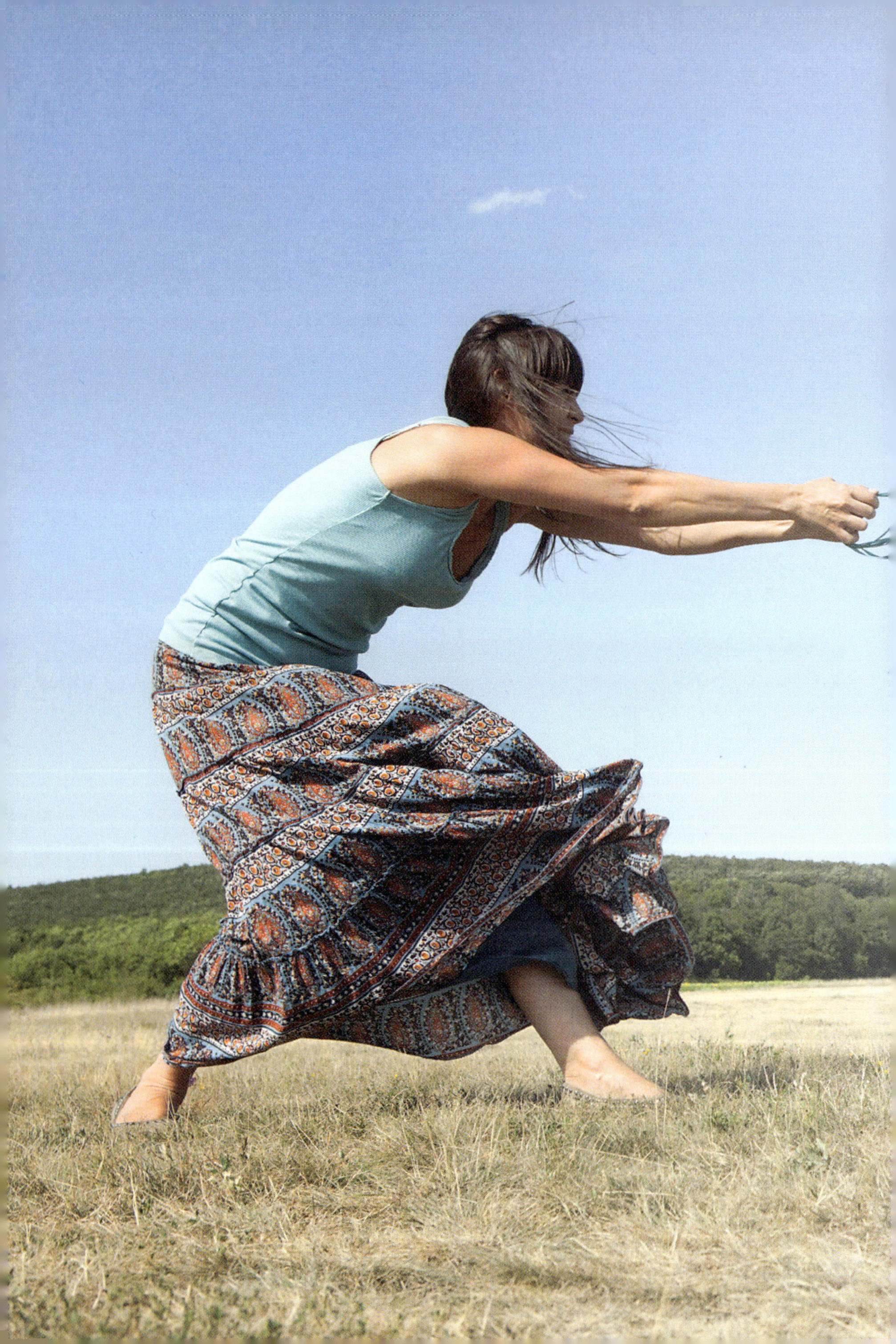

Lebensfreude wecken

Freude ist ein Gefühl, die Dankbarkeit eine Tugend. Beide gehören zusammen. Freude ist für mich kein oberflächliches Vergnügen, sondern eher friedvolle Glückseligkeit, die von innen kommt. Freude macht das Herz weit. Wir selbst bestimmen, ob wir mit der Freude in Kontakt kommen wollen, ob wir sie spüren wollen oder ob wir sie mit Unmut und Ärgernissen zudecken. Worauf wartest du noch?

Lass Freude in dein Leben einkehren

Viele Menschen sind fortwährend unzufrieden. Sie finden immer etwas, das ihnen nicht passt, und denken, dass sie nicht genug vom Leben bekommen. Diese Menschen empfinden oft auch Neid und missgönnen anderen ihr Glück. Durch die Konzentration auf den Mangel, die Ungerechtigkeit, die Negativität ziehen sie nach dem Gesetz der Anziehung weitere Widrigkeiten an.

Durch den Fokus auf das Negative verschütten wir die Freude. Wir verpassen den Pfad, der uns zu unserer Bestimmung führt, denn die Freude ist wie ein Wegweiser zum Glück.
Es ist traurig, dass gerade die freudlosen Menschen wenig Kontakte haben, doch dies lässt sich ändern. Man kann selbst aktiv dazu beitragen, wieder in die Freude zu kommen. Man kann Missmut aufhalten, beenden und auf-

Positives fokussieren

Eine Medaille hat immer zwei Seiten, ein Glas kann halb voll oder halb leer sein. Es ist unsere Entscheidung, was wir sehen. Mit Dankbarkeit und Freude, für die wir uns entscheiden, gelangen wir vom Mangel in die Fülle. Dies können wir üben und kultivieren. Um Positives anzuziehen, müssen wir uns nur auf das Positive konzentrieren.

Setz dich bequem hin und schließe die Augen. Atme tief ein. Entwickle positive Gedanken und transformiere Negativität. Denke zum Beispiel statt:

- Das Wetter ist schlecht: Das Wetter ist gut für die Pflanzen.
- Der Urlaub ist leider vorbei: Der Urlaub war schön.
- Die Beine tun weh vom Sport: Es war schön, sich zu verausgaben.

hören, ein Außenseiter zu sein. Sei ein Multiplikator der Freude. Entscheide dich einfach dafür!

Konzentriere dich auf die Freude!

Freude zeigt sich als Ausdruck unserer wahren Natur. Alles, was uns Freude macht, führt uns näher zu uns selbst. Mit der Freude öffnen wir uns für unsere Begabungen, unsere wahre Natur und unsere Bestimmung. Es ist allerdings nicht leicht, den Zugang zur tiefen inneren Freude zu finden. In unserer Gesellschaft sind wir stark nach außen orientiert, den inneren Reichtum und Friede dagegen vermissen wir oft. Dies kann eine Ursache für Unruhe und Angst sein. Wenn wir uns auf die Freude konzentrieren, uns jeden Tag mindestens eine Freude gönnen, anfangen, die negativen Seiten des Lebens leichter zu nehmen und ihnen nicht zu viel Aufmerksamkeit schenken, dann wird das Leben auch leichter für uns. Ängste nehmen ab und wir spüren unser Inneres. Mit unserer täglichen kleinen Freude bauen wir uns einen starken Rückhalt auf, der uns stützt und nährt, wenn es mal schlimm wird.

Manche Menschen haben wirklich schwere Lasten zu tragen, aber wenn sie den Stern am Himmel, die Blume am Wegesrand, den Genuss einer fruchtigen Marmelade oder eine der vielen anderen Kleinigkeiten und Großartigkeiten im Leben entdecken, werden sie innerlich stark und tragen die Schwierigkeiten leichter und friedvoller. Die Freude ist überall, nur können wir sie oft nicht wahrnehmen, weil wir mit schweren Nöten und Problemen behaftet sind. Richte daher deine Gedanken, deinen Fokus auf die Freude!

» Verbinde dich mit deinem inneren Kind. Kinder leben Freude! Trete mit Kindern in Verbindung und teile zum Beispiel ihre Freude im Spiel mit ihnen.
» Genieße die Freude, wenn du deine Lieblingsspeise schmeckst.
» Koste den Geschmack eines Tees oder eines Stücks Schokolade.
» Erfreue dich am Anblick oder an dem Geruch der Natur.

Spüre tief in dich hinein. Wie fühlt sich Freude an? Was spürst du genau? Sei achtsam mit deiner Freude, vielleicht braucht sie deine Zuwendung, dein Gewahrwerden, dein Mitgefühl. Gib deiner Freude, was sie genau in diesem Augenblick braucht. Atme und fühle!

Achtsamkeit in jedem Moment

Wenn wir nicht analysieren, sondern bewusst erfahren, nicht beurteilen, sondern die Dinge so annehmen, wie sie kommen, dann beginnt Achtsamkeit in unser Leben einzukehren. Negative Gedanken, die oft auf einer unbewussten Ebene ablaufen, können wir mit Achtsamkeit verändern. Für mich ist dies eigentlich sogar der beste Weg, um von ihnen loszukommen. Im Buddhismus und Hinduismus fängt diese Übung mit der Beobachtung des Atems an, später wird sie dann auf den ganzen Körper ausgedehnt. Die Achtsamkeit entwickelt sich in der neutralen Beobachtung, ohne zu werten. Man ist voll und ganz im Hier und Jetzt. Während dieser Übung melden sich in der Regel laufend Gedanken, Gefühle und Befindlichkeiten, die sich um sich selbst drehen, uns das Leben schwer machen und uns am Glücklichsein hindern. Wenn wir diesen Kreislauf erkennen, dann fällt es uns leichter, der Achtsamkeit mehr Aufmerksamkeit zu schenken. Dadurch bessert sich das Leben enorm. Denn Achtsamkeit bringt uns unserer ursprünglichen Bestimmung nahe, erhöht unsere Kreativität und Intuition und verbindet uns mit der ganzen Schöpfung.

Spüre deine Sinne!

Im Alltag können wir unsere Achtsamkeit erhöhen, indem wir alle unsere Sinne spüren, sie bewusst wahrnehmen und immer wieder zu unserer Aufmerksamkeit zurückkehren, auch wenn wir mal abdriften. Wir bleiben in der Achtsamkeitsübung, wenn wir immer wieder zu dem zurückkehren, was wir gerade tun. Hier ein paar Beispiele:

» Wie fühlt sich mein Körper an, wenn ich aufwache? Spüre zu deinem kleinen Zeh, deinen Fingern, deinen Schultern…

- Achtsamkeit unter der Dusche: Wie fühlt sich das Wasser auf meiner Haut an? Fühle das Prickeln, die Wärme, die Kälte….
- Geräusche wahrnehmen: Wie klingt die Kirchenglocke oder die Zahnbürste beim Zähneputzen? Hörst du Vögel singen? Öffne deine Ohren und empfange den Klang.
- Zubereitung des Frühstücks: Rühre den Brei, beobachte das kochende Wasser für deinen Tee….
- Beim Essen: Schmecke das Obst, die Süße, die Säure….
- In der Bahn: Was zieht draußen am Fenster vorbei? Sieh die Mitreisenden, aber bewerte und beurteile sie nicht.
- Im Stau: Lass unangenehme Gedanken los.
- Im Büro: Halte inne und höre genau zu. Nimm wahr, was der andere sagt. Bleibe präsent, auch wenn etwas Unangenehmes passiert.
- Nimm ruhig auch schlechte Gerüche, unangenehme Geräusche, Kälte und Hitze wahr. Aber lass sie wieder ziehen. Nicht anhaften.

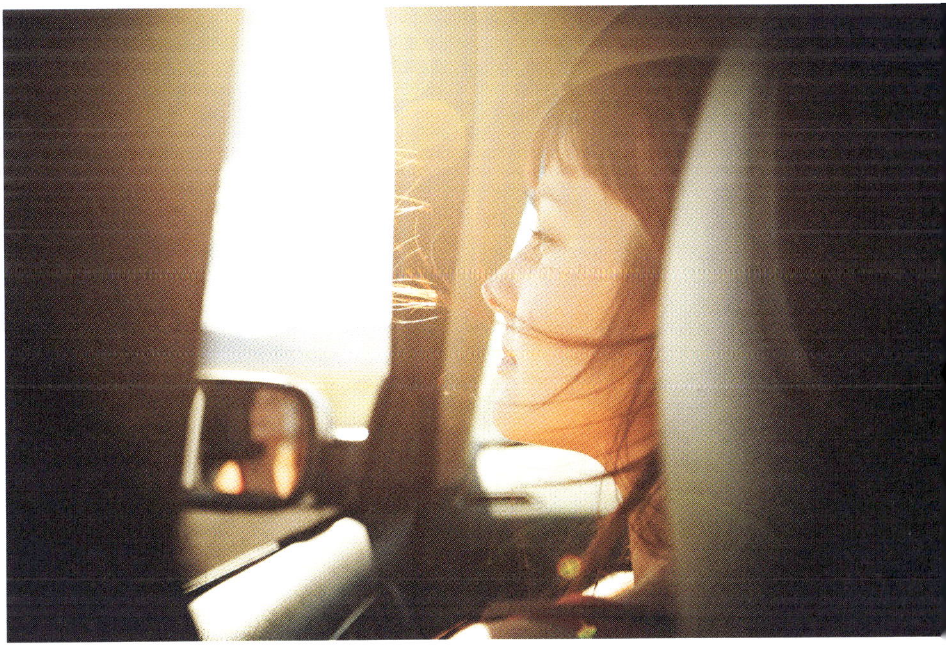

Der Atem, das Leben

Am besten schulst du die Achtsamkeit, indem du dich voll auf den Atem konzentrierst. Auch wenn es dich langweilt und du hunderttausend wichtigere Dinge tun müsstest: Der Atem verbindet dich mit deinem tiefsten Inneren. Er ist unser Lebenselixier. Wenn die Atmung aufhört, hört auch das Leben auf – und umgekehrt. Wenn Körper, Geist und Seele im Einklang mit dem Atem sind, dann sind wir vollkommen bei uns. Auch wenn dies nur für Sekunden geschieht, so sind dies heilsame Momente. Der Atem ist uns so nahe. Er ist spürbar, glaubhaft und kontrollierbar. Er beruhigt uns, beeinflusst unsere Gedanken und wird gleichzeitig von unseren Emotionen und Gedanken beeinflusst. Lass alle Gedanken los, gib ihnen keinen Raum, widme dich dem Atmen. Sei achtsam mit dir selbst.

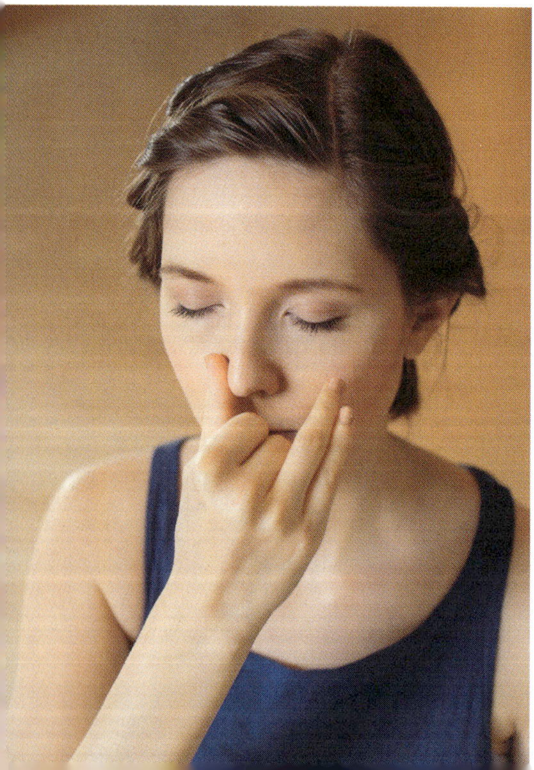

Dem Atem mit Yoga auf der Spur

Der Prozess des Atmens funktioniert, ohne dass wir etwas dafür tun. Mit jeder Einatmung wird unser Blut mit Sauerstoff angereichert und beim Ausatmen wird Kohlendioxid vom Körper entsorgt. Eine schnelle Atmung ist verbunden mit Anspannung, Angst und Sorge, was langfristig zu schlechter Gesundheit und Unzufriedenheit führt. Eine langsame Atmung dagegen ist mit Entspannung, Ruhe und Zufriedenheit verbunden. Der moderne Mensch atmet aufgrund von Ängsten und bedingt durch die Hektik des modernen Lebens oft kurz und flach. Yoga und Meditation helfen uns, die Atmung wahrzunehmen, zu beeinflussen und zu kontrollieren. Dies bringt zahlreiche positive Effekte für unser gesamtes Dasein. In jeder Yogastunde und in jeder Haltung ist es daher wichtig, dass wir uns mit unserem Atem verbinden und achtsam mit uns selbst sind. Wenn wir mit unserer Atmung in Kontakt sind, lernen wir unsere Grenzen zu respektieren, wir spüren wie weit wir gehen können und vermeiden so Verletzungen. Wenn sich eine Asana für dich nicht stimmig anfühlt, dann sprich deinen Yogalehrer darauf an. So könnt ihr eine Lösung finden und du lernst, durch Yoga die Signale deines Körpers besser zu verstehen. Auch zu Beginn einer Anfängerstunde oder einem Workshop für Einsteiger, die wir regelmäßig praktizieren, starten wir mit dem Atem. Dabei leiten wir die Aufmerksamkeit von unseren Gedanken zu unserem Atem. Wir üben durch die Konzentration auf das Ein- und Ausströmen des Atems im Hier und Jetzt zu sein.

Pranayama

Pranayama ist das Bindeglied zwischen geistiger und physischer Praxis. Der Geist wird ruhig und klar. Wir atmen bewusst durch die Nase ein und aus und konzentrieren uns ganz auf unseren Atem.

Kapalabhati

Durch Kapalabhati, das hechelnde Ausstoßen alter Luft, beginnt im Körper ein Reinigungsprozess. »Kapala« bedeutet auf Sanskrit »Schädel«, »bhati« »strahlen«. Und tatsächlich strahlt dein Gesicht, wenn du regelmäßig übst. So geht's: Sitze mit geradem Rücken. Nach der tiefen Einatmung ziehst du die Bauchmuskeln rasch fest zusammen und stößt die Luft wie durch eine Pumpe aus. In rascher Folge 20-mal pumpen – insgesamt 3-mal.

Wechselatmung

Diese Übung verlangt unsere volle Konzentration und bringt uns über den Atem ins Hier und Jetzt. Auch wenn wir für einen Moment die Konzentration verlieren, kehren wir wieder zum Atem zurück: Verschließe mit dem rechten Daumen das rechte Nasenloch und atme links ein. Zähle dabei bis 4. Schließe dann das linke Nasenloch mit kleinem Finger und Ringfinger (jetzt sind beide Nasenlöcher verschlossen), löse den Daumen und atme rechts aus. Dabei bis 8 zählen. Atme nun rechts wieder ein, schließe beide Nasenlöcher, atme links wieder aus… MIndestens 15-mal.

Meditation

Dankbar sein für das, was wir haben, was wir schon erreicht haben oder für die Möglichkeiten, die um uns herum sind: Das können wir lernen und jeden Tag ein bisschen daran arbeiten. Es ist genauso wie mit der Muskulatur oder der Ausdauer. Auch Bizeps und Kondition sind nicht von heute auf morgen da. Das ist nicht einfach, es gehört Disziplin dazu und Motivation. Aber es lohnt sich. Für ein besseres Leben.

Wer bist du?

Wichtig ist, dass wir unser Leben prüfen, nicht das Leben anderer. Urteilen, bewerten, kritisieren und korrigieren ist Zeitvergeudung und verschwendete Energie. Prüfe:

- Lebe ich die Werte, die ich verkünde?
- Bin ich das Beispiel, das ich von anderen erwarte?
- Stehe ich zu meinem Wort?
- Kann man sich auf mich verlassen?
- Wertschätze ich die Menschen, die zu meinem Erfolg beitragen?
- Habe ich Mitgefühl?

Meine Firmpatin Rosemarie empfand ich schon immer als sehr positiv, lebensbejahend und überaus beliebt. Bei Familienfesten ist sie immer in fröhliche Gespräche vertieft. Jeder mag sie. Da ich ihre Art bewundere, fragte ich sie, wie es kommt, dass sie so froh und glücklich ist. Sie antwortete mir: »Jeden Morgen, wenn ich aufstehe, sage ich mir vor: Heute ist ein guter Tag und allen Menschen, denen ich begegne, ströme ich Freude und Glück entgegen. Ich danke für meine Gesundheit und die meiner Familie. Ich danke dafür, dass wir alles haben, was wir brauchen und nie ein Pflegefall werden.« Sie sprach es und so ist es. Ihre Gedanken werden Wirklichkeit.

Morgenmeditation für mehr Freude

* Nimm den Meditationssitz ein. Atme tief ein und aus.

* Verbinde dich stark mit der Erde, lass Wurzeln in die Erde wachsen.

Öffne dich nach oben und lass helles, energiegeladenes Licht in dich einströmen.

* Gib dich jetzt voll der Freude hin, die dich an diesem Tag erwartet. Stell dir deinen Arbeitsplatz voller Freude vor, deine lachenden Kollegen und gut gelaunten Kunden. Lass alle in einem leuchtenden, glänzenden Licht erscheinen.

* Tauchen negative Gedanken, ungute Gefühle und unlösbare Konflikte in deiner Gedankenwelt auf? Lass sie vorbeiziehen wie Wolken am Himmel.

* Sage dir folgende Sätze vor:
  »Ich freue mich wie die Frühlingssonne.«
  »Freude ist mein natürlicher Zustand.«
  »Ich freue mich wie ein Kind.«

* Verinnerliche die Freude!

* Spüre jetzt die Dankbarkeit. Die Dankbarkeit für dein Leben. Sage dir zum Beispiel folgende Sätze oder auch eigene vor:

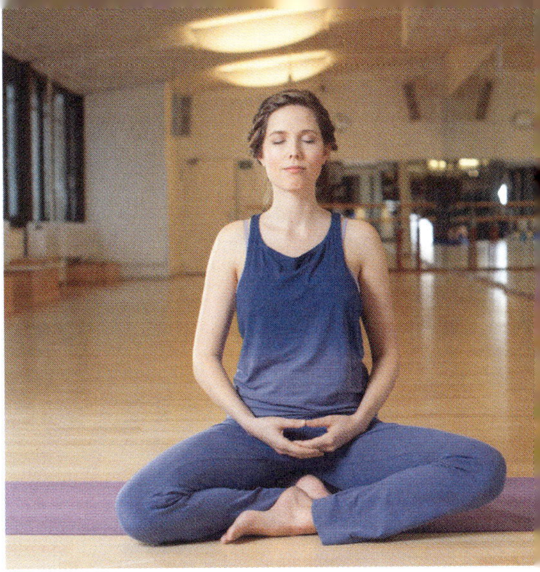

»Ich bin meinen Eltern dankbar, dass ich geboren bin.«
»Ich danke meinen Geschwistern, dass ich sie habe.«
»Ich danke meinen Kindern und Enkeln, dass es sie gibt.«
»Ich danke meinem Mann, meinen Freunden, Kollegen …«
»Ich bin dankbar für meine Gesundheit, meinen inneren und äußeren Reichtum und die Schönheit, die mich umgibt.«
»Ich bin dankbar, dass ich einen guten Platz zum Wohnen habe.«
»Ich danke für meine Arbeit, meinen Chef und meine Kollegen.«
»Ich danke für meinen Geist, der mich im Leben weiterführt.«
»Ich danke für meinen Körper, mit dem ich mich bewegen und erleben kann.«

Den Tag mit Dankbarkeit beschließen

Wenn wir, bevor wir schlafen gehen, den Tag noch einmal mit Dankbarkeit Revue passieren lassen, dann schlafen wir friedvoller ein. Wir erwecken Lebensmut und Hoffnung. Gerade die Kleinigkeiten des Lebens bekommen ein großes Gewicht, wenn sie uns bewusst werden. Es kann die Dankbarkeit für unseren Körper sein, der uns ein gutes Sportprogramm ermöglicht hat. Es kann das gelungene Tun am Arbeitsplatz sein, das Lächeln eines guten Kunden oder die Blume in unserem Garten. Wenn wir genau hinschauen und uns der Dankbarkeit zuwenden, wenn wir Gutes wahrnehmen, dann überwältigt uns die Dankbarkeit.

Danke für den Tag!

Mit dieser Meditation geben wir Sorgen und Ängste ans Universum ab. Dadurch entspannen wir uns und können auch leichter einschlafen. Wir finden unseren natürlichen Rhythmus wieder. Wir machen uns frei, lassen los und gelangen so in unseren eigenen Fluss des Seins.

* Mach dir bewusst, was du alles in deinem Herzen trägst (Sorgen, Gefühle, Wünsche, Hoffnungen).
* Gib alles ans Universum ab.
* Konzentriere dich noch einige Minuten, um dir bewusst zu machen, wie du dich fühlst.
* Atme jetzt tief aus und gib ab.
* Atme tief ein und lass Friede und Ruhe in dich einfließen.
* Atme wieder aus und gib ab.

Sorgen ablegen

Genau wie du deine Kleidung vor dem Schlafengehen ausziehst, kannst du deine Sorgen abstreifen – bevorzugt in einem anderen Zimmer. Lege deine Kleider ab und sag: »Ruht hier bis morgen, all ihr Sorgen, Ängste und Probleme.« Dann gehst du in dein Schlafzimmer und legst dich hin. Vermeide helles Licht, Lärm und Aktivität. Begib dich in die Ruhe, genieße den heiligen Moment des Einschlafens.

DAS BIN ICH!

SCHREIBE DEINE GUTEN EIGENSCHAFTEN AUF, DIE DU LEBST:

....

....

....

....

....

WELCHE EIGENSCHAFTEN MÖCHTEST DU NOCH AUSPRÄGEN?

....

....

....

....

....

....

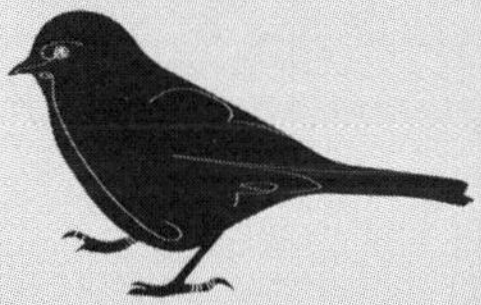

Öffne dein Herz mit Yoga

Mit vielen Yogaübungen können wir Energien freisetzen, die in Freude, Leichtigkeit und Dankbarkeit münden. Durch zu viel Sitzen, Verspannen und hohe Anforderungen werden wir oft unbeweglich. Durch Verletzungen, die natürlich auch auf der seelischen Ebene stattfinden, verhärten wir. Bestimmte Yogaübungen dehnen die Wirbelsäule, strecken und biegen sie. Wir fühlen uns geschmeidiger, sind gestärkt und entspannen uns. Die wiederkehrenden Entspannungsphasen geben uns Raum, um loszulassen und Anspannungen zu lösen.

Wenn wir mit uns im Reinen, in unserer eigenen Kraft sind, dann kann sich auch unsere Energie positiv in die Welt richten. Dann ist es uns nicht mehr so wichtig, nur zu konsumieren und uns zerstreuen zu müssen. Wir brauchen nicht mehr so viel zu essen, zu trinken, zu kaufen, zu wünschen oder sonstigen Lastern zu frönen, sondern wir sind ganz bei uns. Unsere Erwartungen, dass die Welt und unsere Nächsten gut zu uns sein müssen, lassen nach. Mit innerer Einkehr, der Besinnung auf die wesentlichen Dinge des Lebens und einer starken Haltung gegenüber seinen Unwegsamkeiten sind wir bereit, in Harmonie zu leben und unsere Lebensfreude immer weiter zu entfalten.

Ehe du beginnst…

Bevor du mit den Asanas beginnst, nimmst du die Meditationssitzhaltung ein und atmest tief. Verbinde dich mit der Erde und öffne dich nach oben zum Universum.

Vierfüßlerstand

* Die Knie befinden sich unter den Hüften, die Hände unter den Schultern. Beim Einatmen kommst du ins Hohlkreuz, beim Ausatmen in den runden Rücken. Mehrmals wiederholen.

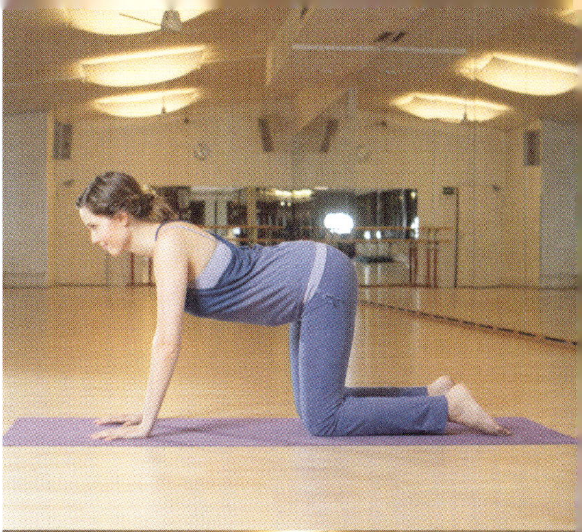

Umgedrehtes V

* Strecke die Beine und den Körper im rechten Winkel.

* Spreize die Finger, strecke die Arme nach vorne, hebe das Becken und zieh die Fersen zum Boden. 5 lange Atemzüge halten.

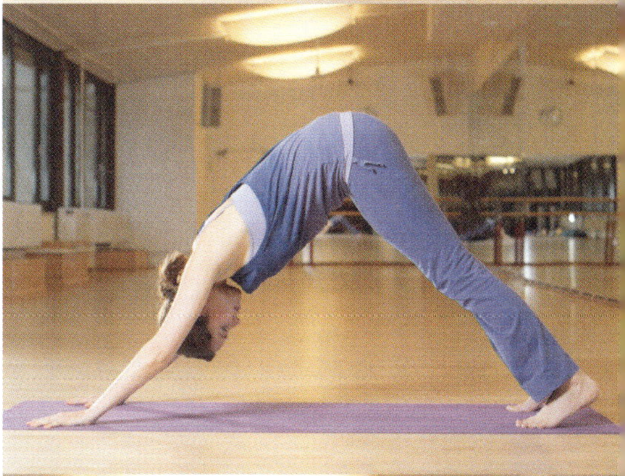

Gebetsstellung

* Zieh dein rechtes Bein nach vorne zwischen die Hände. Einatmen, Arme heben und den Rumpf leicht nach hinten beugen.

* Beine wechseln und wieder die Arme heben.

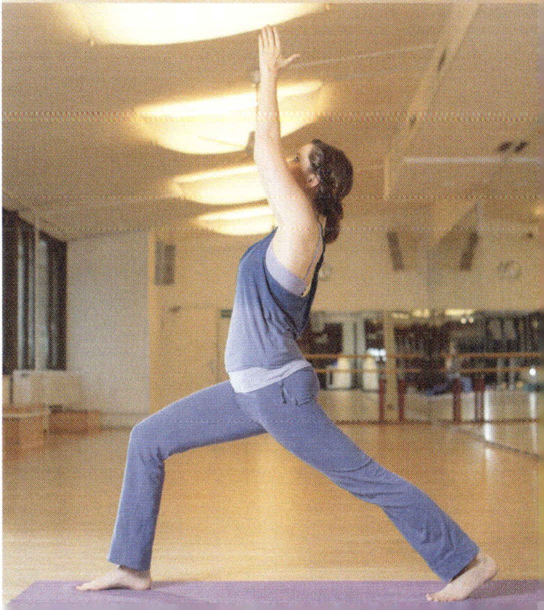

Brustkorb öffnen

* Setze die rechte Hand neben den rechten Fuß auf dem Boden (eventuell einen Klotz unterlegen).
* Streck den linken Arm nach oben und öffne deinen Brustkorb nach oben. 5 lange Atemzüge halten, dann die Seite wechseln.

Tiefe Vorwärtsbeuge

* Stelle die Füße hüftbreit auf. Verschränke die Unterarme und kippe dich ganz bewusst nach unten. Lass Kopf und Halswirbelsäule nach unten hängen. Atme!

Halbe Vorwärtsbeuge

* Hebe den Oberkörper und mache die Wirbelsäule gerade.
* Wechsle ab mit der tiefen Vorwärtsbeuge (siehe links).
* Wiederhole die Abfolge 3-mal.

Tiefe Hocke

* Komm in die Hocke, spreize die Beine und nimm die Ellbogen mittig zu den Knien. Atme tief. Strecke die Wirbelsäule.
* Bewege nun den Rumpf nach links, dann wieder mittig und zum Schluss nach rechts.

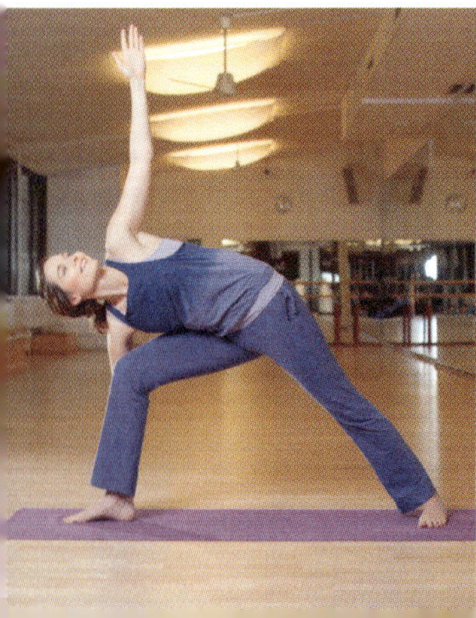

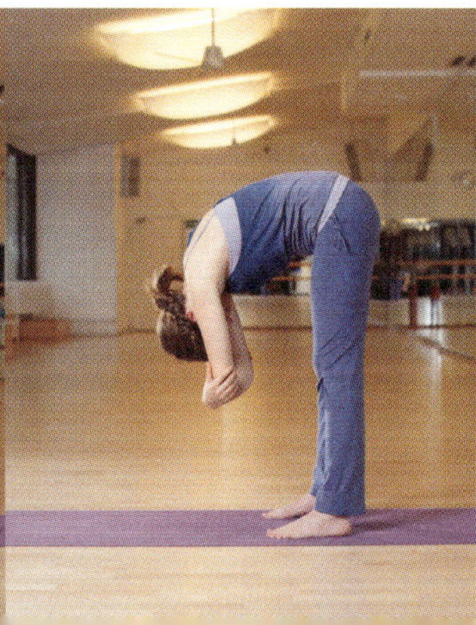

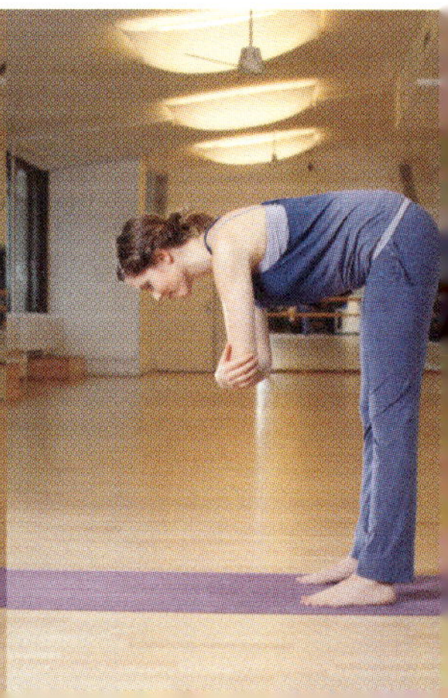

Schulterbrücke

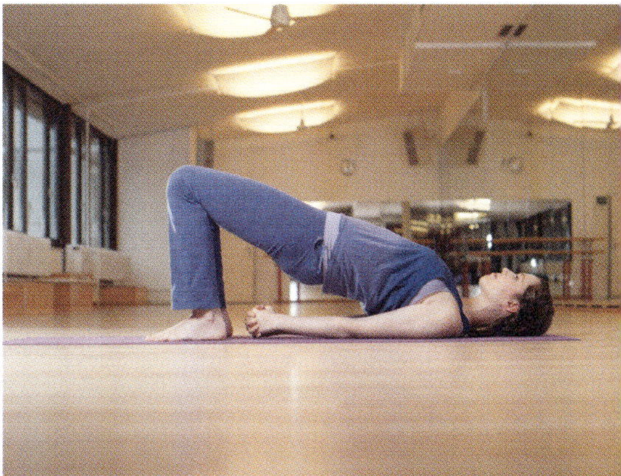

- Lege dich auf den Rücken und hebe die Hüfte an. Verschränke die Hände unter dem Rücken ineinander.
- Das Herz heben und öffnen – 5 lange Atemzüge.
- 3-mal wiederholen.

Happy Baby

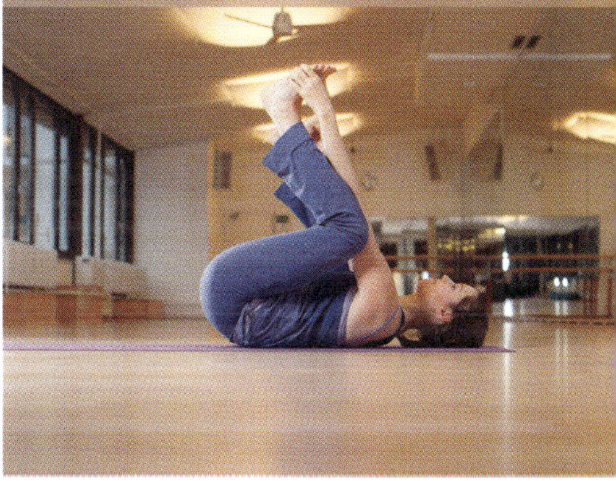

- Zieh die Knie zur Brust, lege deine Hände von außen um die Füße und lass deine Knie Richtung Achseln sinken. 5 Atemzüge locker bleiben.

Shavasana

- Entspanne dich zum Abschluss der Übung 5 Minuten in der Totenstellung am Boden und decke dich dabei liebevoll zu.

Zumba: der Tanz der Freude

Bei Kongressbesuchen in den USA konnte ich miterleben, wie sich in den letzten Jahren ein neuer Massentrend entwickelt hat: Zumba. Hunderte, vielleicht sogar Tausende Frauen tanzten in riesigen Hallen zu mitreißender Musik. Es schien ihnen völlig einerlei, ob sie beobachtet, bestaunt oder fotografiert wurden. Sie folgten alleine ihrer Lust nach Bewegung, ihrer Weiblichkeit und ihrer Freude.

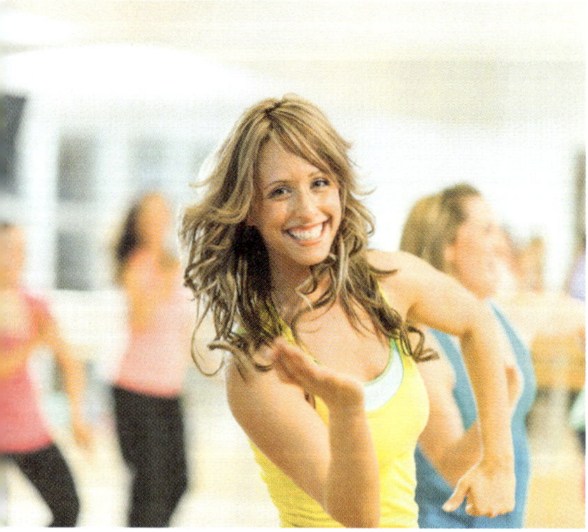

Zumba fühlt sich durch die internationalen Rhythmen und die leicht zu erlernenden Choreografien wie eine Fitness Party an. Dabei ist es gleichzeitig ein sehr effektives Ganzkörpertraining, das den Körper formt, strafft und die Fettverbrennung ankurbelt. Kein Wunder also, dass die Kurse mittlerweile weltweit angeboten werden.
Die erste Zumba-Stunde bei My Sportlady fand im internen kleinen Kreis an einem Nachmittag in den Ferien statt. Eine Profi-Zumba-Trainerin wartete schon auf uns. Da nur wenige Mitarbeiter im Hause waren, fragte ich die Rektorin der Grundschule nebenan, ob sie nicht Lust hätte mitzumachen. Schon nach kurzer Zeit fingen wir an, uns im Rhythmus der Musik zu wiegen und großen Spaß zu haben. Am Ende der Stunde war die Rektorin vollends begeistert und buchte sogleich eine private Stunde Zumba für ihr gesamtes Lehrerkollegium. »Das ist ideal, um das Team zu

stärken und ein herrliches Gemeinschaftserlebnis«, schwärmte sie. Und das Großartigste dabei ist, dass man nichts falsch machen kann.
Natürlich findet sich Zumba mittlerweile mehrmals die Woche auf unserem Stundenplan. Neuerdings bieten wir zusätzlich auch noch Zumba Gold® an. Diese sanftere Variante richtet sich an aktive, ältere Frauen und an Zumba-Begeisterte mit weniger Kondition. Alle anderen Elemente des lateinamerikanisch inspirierten Fitness-Programms sind jedoch identisch: die belebende Musik, wie Salsa, Merengue, Cumbia oder Reggaeton, die einfach zu erlernenden Bewegungen und die ausgelassene Partyatmosphäre.
Warum also auf einen Tänzer warten? »Let's do it yourself« lautet die Devise. Natürlich kannst du Zumba auch mit einer DVD voller mitreißender Übungen zu Hause tanzen; im Handel findest du viele gute Anleitungen. Doch das ersetzt niemals das gemeinschaftliche Partyfeeling!

Anderen helfen, für andere da sein

Wenn es uns gelingt, in anderen Freude zu wecken, bekommen wir weitaus mehr zurück, als wir glauben. Viele ehrenamtlich Tätige erleben das zum Beispiel immer wieder. Oft aber sind wir zu sehr beschäftigt mit unseren Berufen und zahlreichen Aktivitäten. Daher sehen wir kaum die Bedürfnisse anderer, schwächerer Menschen, die vielleicht Hilfe brauchen. Unsere Zeit ist knapp und viel zu viele Dinge müssen erledigt werden.
Wenn wir unser Herz öffnen und achtsam unseren Weg gehen, werden wir jedoch viele verschiedene Möglichkeiten entdecken zu helfen. Oft denken wir, es müssen die großen Dinge sein, die wir tun können. Und genau dazu fehlen uns häufig Geld und Zeit. Dabei ist unsere Hilfe genauso wertvoll, wenn sie aus einem lieben Wort, einer Blume oder einem Lächeln besteht. Wenn wir lernen, dass wir alle verbunden sind, dass unser Tun einen Einfluss auf die Welt hat und Gutes wiederum Gutes bewirkt, dann wendet sich die Welt zu einer Besseren. Fang einfach an!

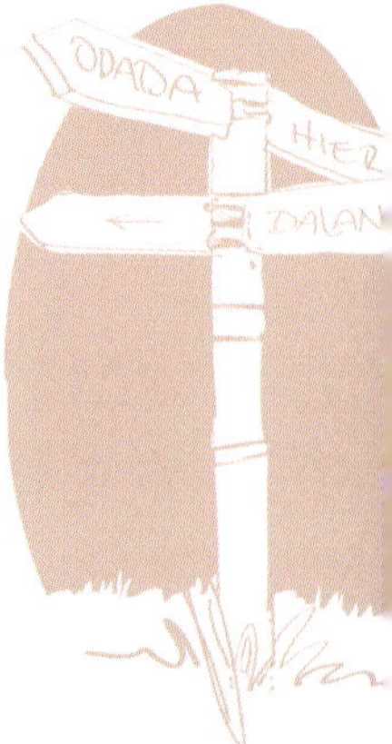

Welcher Weg ist der Meine?

Es ist wichtig, dass wir unsere ureigene Herzensfreude ernst nehmen. Wenn wir Traditionen, Wünschen der Familie, Religionen oder Erwartungen anderer folgen, dann werden wir zum Opfer und lenken unseren Lebensweg in Richtung Leiden. Was nutzt es unserer Familie, wenn wir ihren Wünschen folgen, wenn wir dabei unglücklich sind? Eltern wollen unser Bestes, es zeigt ihre Liebe, wenn sie uns den Weg weisen wollen. Sie möchten uns nicht unglücklich sehen. Doch nur wir alleine wissen, wohin die Reise geht. Tief in unserem Inneren.

Welche Tätigkeiten erfüllen mich? Was ist mein stiller Traum? Wenn es dir schwerfällt, diese Fragen zu beantworten, dann bist du vielleicht schon weit entfernt von deinem Herzen und deinen Herzenswünschen. Es ist aber ganz und gar nicht hoffnungslos. Wir können uns ihnen in kleinen Schritten wieder nähern. Wir brauchen einfach täglich ein wenig Herzensnahrung, um unsere Gefühle wieder zu wecken. Wir brauchen Geduld dazu, Mitgefühl und Liebe zu uns selbst.

Beruf und Berufung

Als ich an der Universität München einen Vortrag vor Studenten der Betriebswirtschaft halten durfte, die kurz vor ihrem Abschluss standen, fragte ich die Anwesenden, wer einmal sein eigenes Unternehmen gründen wolle. Niemand meldete sich. Es waren auch kaum andere Berufswünsche präsent. Ich spürte weder Begeisterung noch Freude auf den baldigen Start ins Berufsleben. Ich war bestürzt und habe lange überlegt, warum die jungen Menschen keinen Pioniergeist hatten. Ein Grund könnte sein, dass wir als Kinder wenig Anerkennung für Spielen, Träumen und Spaß bekommen. Lob gibt es, wenn Aufgaben gelöst werden. Schon bei Kleinkindern wer-

den wir unruhig, wenn sie nicht rechtzeitig laufen lernen, sauber werden oder so »funktionieren«, wie wir uns das vorstellen. Es gibt wenig Lob in unserer Gesellschaft für kreatives Tun: im Gras liegen, Wolken beobachten, Bilder malen oder einfach einmal nichts tun und das Erlebte auf sich wirken lassen. Das Resultat ist Verunsicherung und Verlust des Vertrauens in sich selbst.
Es dauert manchmal seine Zeit, bis junge Menschen ihren Weg finden und erst Umwege führen zu Begeisterung und Leidenschaft. Wir müssen erst lernen, unser Herz zu spüren und unsere Seele erwachen lassen. Die harten Verkrustungen, die unsere Gefühle vor dem Erwachen zurückhalten, können wir lösen und mit der Befreiung erkennen, dass hier die Freude wohnt. Wir entscheiden, ob wir die Freude wollen. Wir entscheiden über ein Leben in Negativität und Frust oder in Lebendigkeit und Freude.

Die höchste Aufgabe des Lebens ist sich selbst zu verwirklichen. Jeder Mensch hat gewisse Aufgaben zu erfüllen. Man sollte nicht aus Bequemlichkeit oder Angst davor zurückweichen. Auch ich habe nach langem Suchen meine Berufung gefunden.
Ich wollte eine Oase für Frauen schaffen, einen Ort der Freude und des Wohlbefindens. Einen Ort, an dem ich mich mit Menschen umgeben konnte, die meine Interessen teilen. Von da an erst erlernte ich mithilfe von Trainerausbildungen, betriebswirtschaftlichen Seminaren und vor allem durch eigene Erfahrungen meinen Beruf.

»Ein Weg entsteht,
indem man ihn geht.«
Chinesisches Sprichwort

Es ist mir nicht so wichtig, was alles mit meiner Berufung zusammenhangt. Wenn es sein muss, mache ich es, ich hänge mich rein und beschäftige mich eben auch mit Dingen, die nicht so schön sind. Um meinen Traum am Leben zu erhalten und weiter erfolgreich zu sein. Am Anfang gehörte dazu auch Putzen, schweres Tragen, viele

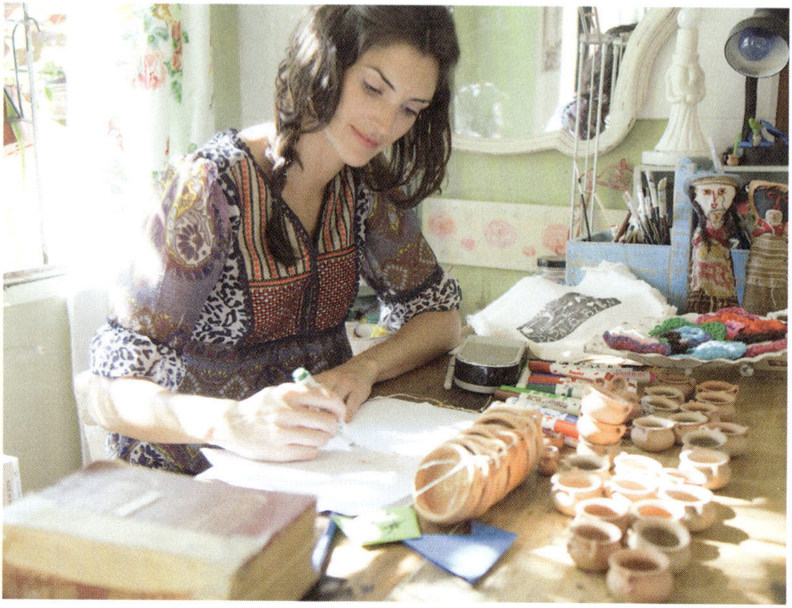

Stunden stehen, unwillkommene Verhandlungen. Es ist oft nicht leicht, selbstständig zu sein. Aber es ist genauso wenig leicht, angestellt zu sein. Ob das Leben leicht oder schwer ist, entscheiden wir.

Wenn wir einen Beruf gewählt haben, hinter dem wir mit Herz und Seele stehen, dann haben wir etwas richtig gemacht im Leben. Wenn wir uns nicht von Geld, Profit und guten Aussichten für die Zukunft leiten lassen, sondern unserem Herzen gefolgt sind, dann ist es der richtige Weg. Es dauert manchmal seine Zeit, bis wir dorhin kommen, wo wir hinwollen. Aber mit jeder »Zwischenlösung« sammeln wir wichtige Erfahrungen und bauen unsere Kompetenzen und unseren Lebensreichtum aus.

Manchmal mag es scheinen, als ob wir nie mehr herausfinden, was wirklich zu uns passt, was unsere Berufung sein könnte. Dann müssen wir Vertrauen haben und uns in Richtung Freude orientieren. Denn dieser Weg führt uns direkt zu unserem Herzen. Vielleicht sehen vorangehende Wege wie Fehler aus, es ist jedoch das Leben, das uns trägt.

Die Angst besiegen

Neues, Ungewohntes, aber auch die täglichen Anforderungen können Angst machen. Und Angst blockiert. Wir können uns in ihr verlieren, wir können aber auch etwas gegen sie tun. Es gilt unsere Angst nicht wegzuschieben, sondern wahrzunehmen. Das hilft, Angst zu erkennen und sich von ihr zu befreien:

- Atemübungen
- Yoga
- Wahrnehmungsübungen
- Meditieren
- Autogenes Training

Um die Angst zu besiegen, können wir uns auch in Tapferkeit üben und kleine Mutproben bewältigen. Einfach indem wir Dinge tun, vor denen wir uns erst einmal fürchten. Denn wenn wir die Angst erkannt haben, kommt Gelassenheit auf.

Bei meiner ersten Bergtour mit Klettersteig kauerte ich mich hin und weinte. Ich war überfordert und hatte Angst zu fallen. Mein Bergführer wartete geduldig und reichte mir ein Taschentuch. Ich schluckte und ging weiter. Heute laufe ich den Weg schnellen Schritts und beim Blick in die Tiefe freue ich mich, dass ich diesen Teil meiner Ängste tapfer überwunden habe.
Mit einem Grundgefühl der Zuversicht ist das Leben einfacher, voller Vertrauen und Glück. Wir verdienen die Hoffnung – und auch die Menschen in unserem Umfeld tun dies. Wenn wir uns auf die Hoffnung konzentrieren, wenn wir lernen zu hoffen, wird uns viel gelingen. Dies ist wieder das Gesetz der Ausrichtung und Anziehung. Wenn wir uns vorstellen, dass unsere Unternehmungen gut ausgehen und uns das glückliche Ende vor Augen führen, kann das Positive Wirklichkeit werden.

»Man entdeckt keine neuen Weltteile, ohne den Mut zu haben, alle Küsten aus den Augen zu verlieren.«

Andre Gide

Die Kraft des Wassers

Seit ich denken kann, liebe ich es in Seen zu schwimmen. Ich fühle mich dann verbunden mit der Natur und stelle mir vor, dass alle Belastungen, Probleme und Sorgen vom Wasser weggeschwemmt werden. Mit jeder Bewegung fühle ich mich freier.
Manchmal nehme ich mir die Zeit und setze mich an das Ufer eines Gewässers. Ich beobachte das Wasser und lerne von ihm. Es gleitet so mühelos dahin. Jedes Hindernis, jeder Stein wird umkreist. Jede Bewegung wirkt so mühelos. Mal ist das Wasser wild und ungestüm, mal sanft und leise.
Seit einiger Zeit fahre ich gerne mit einem Kanu die Tiroler Ache herab. Ich liebe es, diesen Fluss entlangzugleiten, bei unruhigem Gewässer ganz schnell zu paddeln und mich dem Strom anzupassen. Ich sehe Pflanzen, Bäume, Felsen, Steine. Ich lege am Ufer an und sammle Herzsteine. Ich laufe in meinem Neoprenanzug den Pfad zu der kleinen Kapelle hoch, um die vielen Wünsche, die mir auf den Weg gegeben wurden, dort zu lassen. An so einem Tag vergesse ich alles und gebe mich einfach der Strömung hin: der Strömung des Lebens.
Ohne Wasser können wir nicht leben. In ärmeren Ländern holen Menschen noch heute ihr Frischwasser von den Quellen. Sie waschen dort ihre Kleidung und reinigen sich selbst. Wenn die Quellen versiegen, dürsten Menschen und Tiere und die Pflanzen vertrocknen. Sind die Quellen trüb, ist das Wasser oft ungenießbar. Vielleicht ist man aber auch nur nicht tief genug vorgedrungen und hat das klare Wasser noch nicht erreicht.
Ist es nicht auch so mit unserer Seele? Schöpfen wir nicht aus ihr Energie und Kraft? Wenn wir uns müde und schlaff fühlen, dann kommt auch nichts aus unserer eigenen Quelle oder nichts als nur trübes Wasser. Wir müssen in die Tiefe gehen, um zu den Quellen zu stoßen, die uns wirklich erfrischen. Wir

müssen tief eintauchen in unser Selbst, um unsere reine, saubere Quelle zu finden, aus der wir schöpfen können.

Wenn Wasser sanft die Seele berührt

Sein statt tun heißt es, wenn du dich von einem erfahrenen Therapeuten mit sanften und fließenden Bewegungen durchs Wasser ziehen lässt. In einem geschützten Rahmen und mit entsprechendem Vertrauen ist es leicht, sich zu öffnen.

Ai Chi

Ai Chi, eine Kombination aus Tai-Chi, Shiatsu und QiGong, ist für alle geeignet, die in der Schwerelosigkeit des Wassers Gleichgewicht und Körperbewusstsein sowie Beweglichkeit, Koordination und Ausdauer stärken wollen. Du stehst dabei im schultertiefen, warmen Wasser und verbindest eine tiefe Atmung mit langsamen, weiten Bewegungen der Arme, Beine und des Rumpfs. Dadurch werden die Muskulatur gedehnt, die Meridiane aktiviert und die Gelenke mobilisiert. Durch die Wiederholung einzelner Übungen stellt sich Harmonie ein, der Geist kommt zur Ruhe, der Atem fließt. Die Langsamkeit erlaubt dir Reflektion und Selbstbeobachtung.

Watsu

Nichts mehr tun, einfach nur sein: Watsu ist die wohl sanfteste Art der Körperarbeit. Die Sinne werden zart belebt, die Muskelfasern entspannt und die Gelenke mobilisiert. Der Therapeut bewegt dich nach vorgegebenen Figuren und verbindet dabei die positiven Eigenschaften des Wassers mit den Grundlagen des Shiatsu. Vom 35 Grad warmen Wasser getragen, umhüllt und zart berührt beginnt deine Körperenergie neu zu fließen.

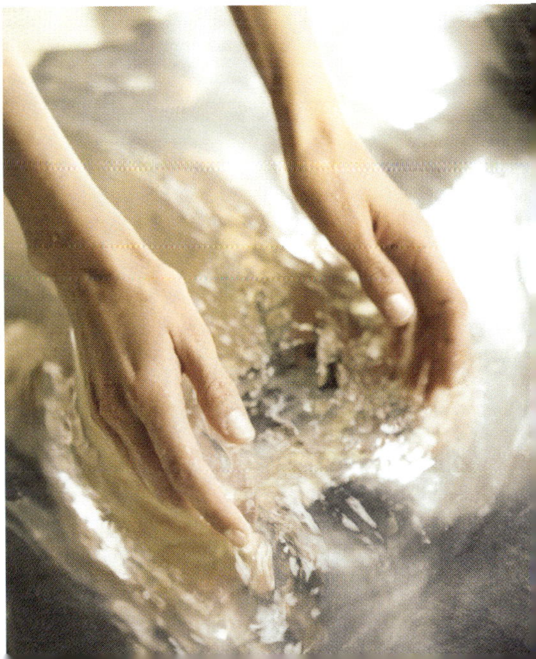

Frohsinnsrezepte

Natürlich liebe ich Ayurveda und ich detoxe auch regelmäßig. Trotzdem geht ab und zu nichts über echte »Frohsinnrezepte« aus Kindertagen. Marillenknödel zum Beispiel machen mich einfach froh. Meine Mutter, die perfekte Gastgeberin und eine lebensbejahende und fröhliche Frau, bereitet fantastische Mehlspeisen und Kuchen zu – mir zuliebe sogar zuckerreduziert.

Marillenknödel aus Kartoffelteig von Mutti

1 Die Aprikosen waschen. Kartoffeln kochen, schälen, heiß pressen und auskühlen lassen. Mit Mehl, Ei, 1 EL Butter, Salz und Muskat vermengen. Teig etwa 1 cm dick ausrollen und in Quadrate schneiden.

2 Je eine Aprikose auf ein Teigviereck legen, den Teig darüberschlagen und in der Hand kleine Knödel formen.

3 In einem großen Topf reichlich Salzwasser zum Kochen bringen. Die Knödel hineingeben und im siedenden Wasser etwa 10 Minuten ziehen lassen, bis sie nach oben steigen.

4 Butter, Puderzucker und Semmelbrösel in einer Pfanne rösten und die fertigen Knödel darin wälzen. *(Foto rechts)*

ZUTATEN

FÜR 4 PORTIONEN:
CA. 1 KG APRIKOSEN
5 MITTELGROẞE KARTOFFELN
140 G MEHL
1 EI
100 G BUTTER
SALZ, MUSKATNUSS
100 G SEMMELBRÖSEL
ETWAS PUDERZUCKER

Aprikosen-Heidelbeer-Eierkuchen von Melanie

! Dies ist ein Rezept aus dem Weihnachtsbuch 2010, das mir meine Mitarbeiter geschenkt haben. Guten Appetit!

ZUTATEN

FÜR 6-8 STÜCK:

- 3 EIER
- 100 G GETROCKNETE APRIKOSEN
- 225 ML MILCH
- 150 G MEHL
- 2 EL ÖL
- 300 G HEIDELBEEREN
- 4 EL HONIG ODER AHORNSIRUP

1 Eier trennen und das Eiweiß steif schlagen.

2 Getrocknete Aprikosen und Milch pürieren. Mit Eigelb und Mehl verquirlen. Den Eischnee unterheben.

3 Etwas Öl in einer Pfanne erhitzen und eine Portion Teig hineingeben. Die Pfanne schwenken, um den Teig zu verteilen. 1 EL Heidelbeeren aufstreuen. Sobald der Eierkuchen stockt, wenden und auf der anderen Seite fertig backen. Vor dem Servieren mit etwas Honig oder Ahornsirup beträufeln

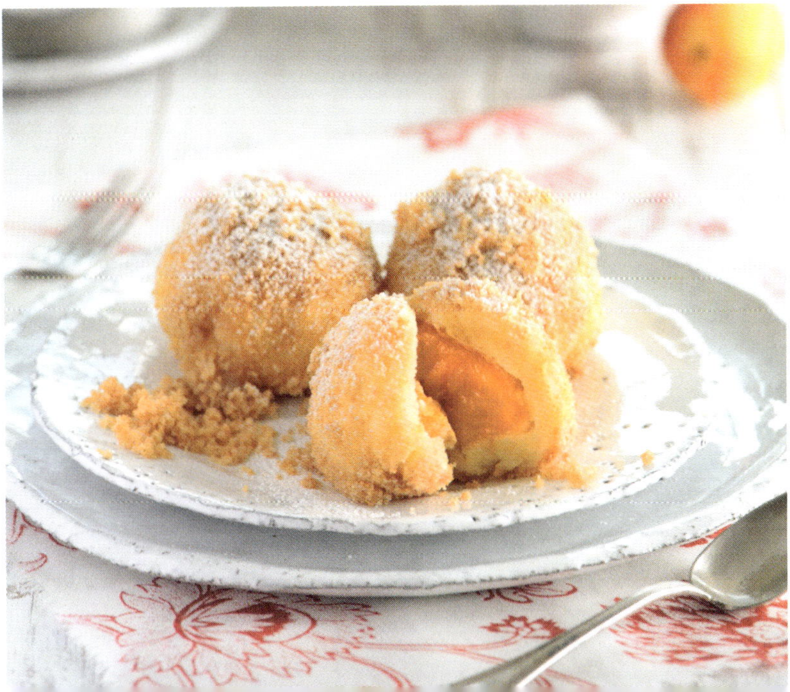

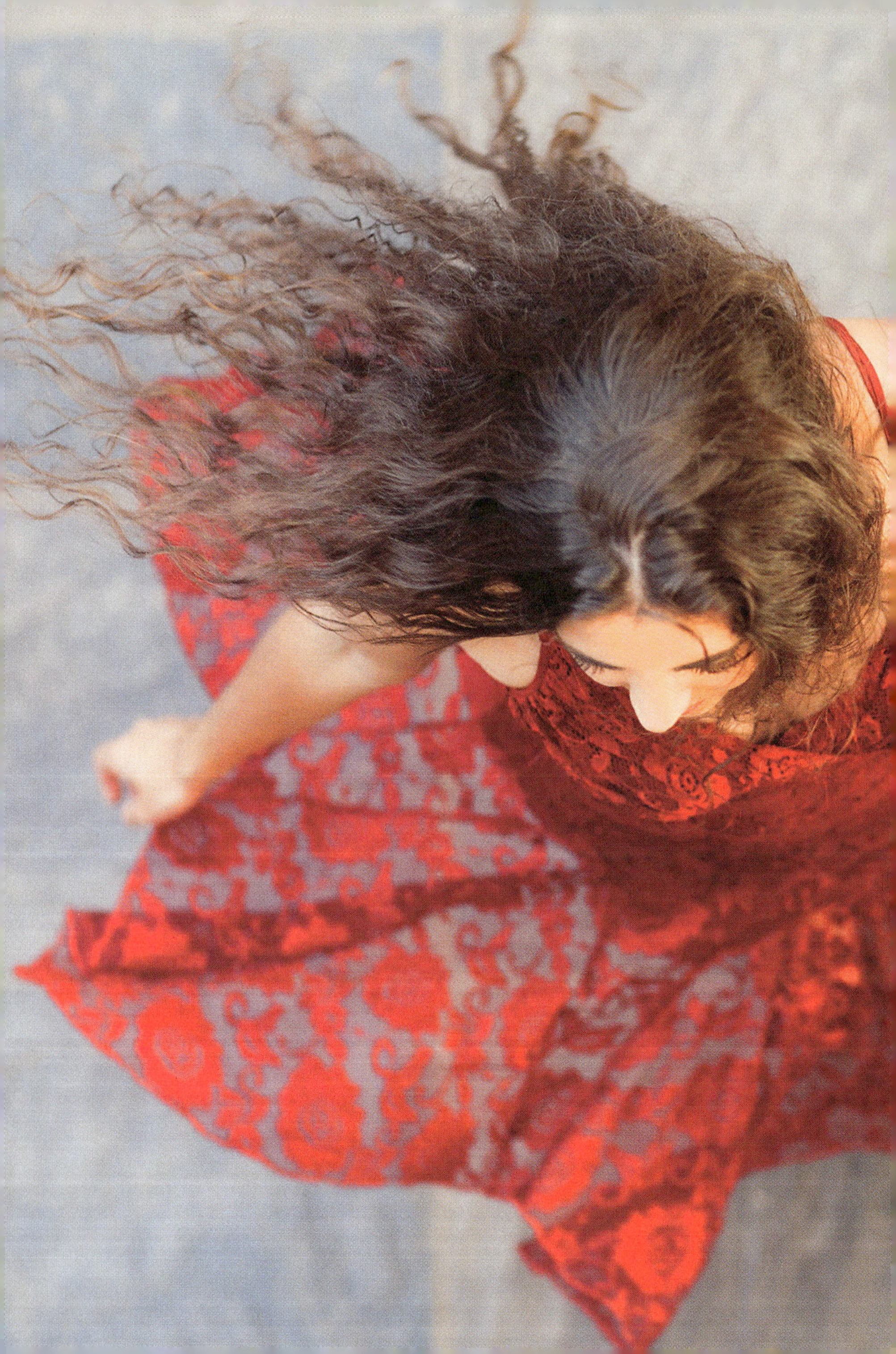

Die Weiblichkeit entfalten

Die Eroberung der Männerdomänen in Business, Politik und allen anderen Bereichen hat uns viel Kraft gekostet. Und vielen Frauen ist dabei die weibliche Energie verloren gegangen. Indem wir versuchen, in der Männerwelt zu bestehen, hindern wir uns oft selbst daran, unsere Weiblichkeit zu entfalten. Denn die Weiblichkeit hat andere Energiemuster als die Männlichkeit. Dieses Kapitel hilft dir, die weibliche Kraft in dir wieder zu erwecken.

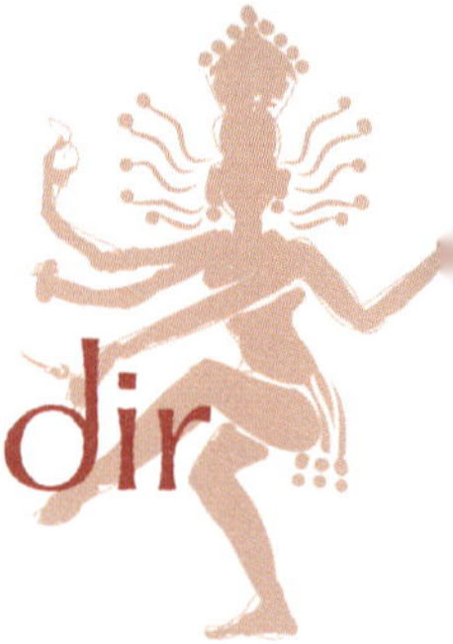

Wecke Shakti in dir

Das Leben vieler Frauen ist oft zu aktiv und sehr auf den Yin-Bereich betont. Viele Frauen suchen auch nach einem anstrengenden Tag weitere Power und stürzen sich in die Aktivität. Dies sehen wir an den Besuchszahlen unserer Powerkurse. Ich habe mich oft gefragt, warum das so ist, war ich doch lange Zeit genauso und konnte nicht genug vom aktiven Leben bekommen. Vielleicht ist es auch die Suche nach Anerkennung und der Wunsch geliebt zu werden. Um in die eigene Balance zu kommen, sind jedoch auch Ruhepausen wichtig.

Mit der Gründung eines Studios als Oase nur für Frauen wollte ich einen Weg weisen, wie wir durch verschiedene Formen der Bewegung, aber auch des Zur-Ruhe-Kommens und des Zusammenseins mit anderen Frauen unsere Weiblichkeit schätzen, schützen und annehmen lernen.

Um weibliche Verletzungen zu heilen und in die Freude zu kommen, sind Orte des Rückzugs nötig. Sonst gehen unsere Kräfte verloren, unsere Intuition wird untergraben und unser Wohlgefühl leidet. Ein zu intensiver Lebensstil schwächt die Weiblichkeit und Shakti (Kraft) geht verloren. Durch Rückzug und Meditation werden die Weiblichkeit und die Intuition gestärkt. Daher sollten wir uns diese Momente immer wieder bewusst gönnen.

Die weibliche Energie

»Shakti« bedeutet im Sanskrit »Können«, »Vermögen«, »Kraft«, »Energie« oder auch »dynamische, kosmische Energie«. Im Hinduismus stellt sie die weibliche Kraft des Universums dar, ohne die es keinen Anfang und kein Ende gibt. Sie verkörpert die Mutterschaft des Göttlichen und ist in jeder Frau zu Hause.

Die weibliche Energie hat die Eigenschaft, einen Raum mit Licht und Glanz zu füllen. Es ist dieses Strahlen und Magische, wonach das Männliche strebt. Oft verlieren wir jedoch den Zugang zu dieser Kraft, zu unserer Wirklichkeit. Dies geschieht oft dadurch, dass wir uns oft im Geiste damit beschäftigen, wie wir gerne sein wollen, anstatt einfach so zu sein, wie wir sind. Uns selbst zu akzeptieren und zu entfalten, fällt uns schwer. Doch du kannst es lernen.

Wie Shakti wachsen kann

Shakti können wir entwickeln, indem wir uns mit unserer Weiblichkeit, mit unserem Ursprung verbinden. Laut dem Tao werden Frauen durch Schönheit stark angeregt.

Als ich jung war, arbeitete ich als Fotomodell. In dieser Branche ging es oft um das Schönsein und Schönbleiben, trotzdem fühlte ich Shakti nicht in mir. Besonders stark fiel mir dies in den Schminkräumen auf, in denen die Models stundenlang vor dem Spiegel saßen. Wir blickten in unsere Gesichter und, man glaubt es nicht, sahen unzählige Dinge, die uns nicht gefielen. Jeden Tag gab es etwas anderes zu beanstanden und unsere Gespräche kreisten nur noch um die neuesten Diäten und Beautyprodukte. Ich wusste, dass ich in dieser Branche nicht alt werden würde, denn ich fühlte mich unschön und trotz all des Glamours um mich herum war ich nicht glücklich.

Wenn ich heute in meiner Hormonyogastunde mit meinen Teilnehmerinnen die »Wellen der Schönheit« übe, sehe ich die Schönheit auf ihren Gesichtern. Auch wenn die meisten nicht mehr jung sind und nicht alle dem gängigen Schönheitsideal entsprechen, strahlen sie doch von innen reinste Schönheit aus.

Während der letzten Phase meines Kurses gehe ich gerne herum und streiche den Frauen liebevoll die Gesichter aus, lockere ihre Halswirbelsäule oder berühre ihre Schultern. Jedes Mal bin ich tief berührt von ihrer Ausstrahlung, ihrer Hingabe und ihrem Vertrauen, das sich in Vollkommenheit manifestiert.

Übung des Taos

- Nimm die Natur und deren Schönheit wahr, spüre den Wind am Körper, rieche die Blumen, schmecke die Wellen, fühle die Sonnenstrahlen.
- Genieße dein Heim, zünde Kerzen an und tanze zu schöner Musik.
- Koche dir etwas Köstliches und speise wie eine Göttin.
- Gönne dir eine Selbstmassage und entspanne in einem warmen Bad.

Erkenne dich selbst

Eines Morgens war ich von einer Bekannten zu einem spirituellen Hausfrauentreff eingeladen. Die Übungen erschienen mir fremd: Ich sollte mich einer mir unbekannten Frau gegenübersetzen, ihr in die Augen sehen und dabei notieren, was ich sah. Ich war ziemlich emotionslos und hatte kaum Interesse an meinem Gegenüber. Mir fiel allerdings auf, dass diese Frau sehr unglücklich schaute. Es kam immer mehr Traurigkeit aus ihren Augen. Plötzlich fühlte ich mich tief berührt. Mein Blick muss sich verändert haben, denn auch ihr Blick veränderte sich. Ich schrieb all die wunderbaren Eigenschaften auf, die aus den Augen dieser fremden Frau auf mich zuströmten. Aus Abneigung, Trauer und Frust wurden Liebe, Mitgefühl und Herzenswärme. Denn es liegt an uns, wie wir Menschen begegnen. Ob wir urteilen und verurteilen wollen oder ob wir uns mit offenen Herzen die Hände reichen wollen. An diesem aufschlussreichen Morgen machten wir noch eine andere Übung. Alle Frauen stellten sich vor einen Spiegel und schrieben wieder auf, was sie sahen. Mein Zettel nahm beunruhigende Ausmaße an. Was ich sah, war nicht schön. Allerlei fiel mir auf: von den roten Äderchen über die Augenringe, mehreren Fältchen, die ich vorher noch nicht entdeckt hatte, bis zu der allgemeinen Müdigkeit, die sich auf meinem Gesicht zeigte. Deprimierend! Dann wurden wir aufgefordert, die Augen zu schließen und tief nach innen in unser Herz zu schauen. Was konnten wir dort sehen? Wie ungewöhnlich! Ich sah Schönheit, Wärme, Freude, Mitgefühl. Je tiefer ich blickte, desto mehr fand ich. Ein nicht enden wollender Strom von Glück. Ähnlich ging es auch den anderen Frauen. Seither bitte ich in meiner Hormonyogastunde die Frauen, ihre innere Schönheit nach außen zu kehren. Denn sie ist die Schönheit, die mich berührt und erfasst, wenn ich am Ende des Kurses durch die Reihen gehe.

Übungen für dich

- Schau dir selbst in die Augen.
- Lege die Hand auf dein Herz und atme in dein Herz – ein und aus. Verbinde dich mit deinem Inneren.
- Schreibe deine Stärken auf (positive Aspekte, gute Eigenschaften). Erinnere dich öfter daran.

Bauchtanz

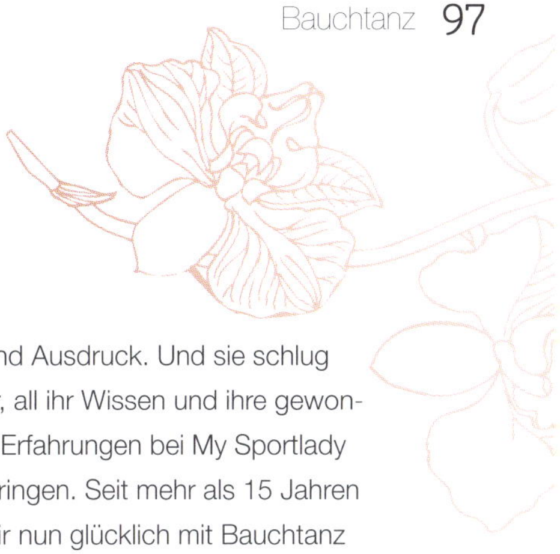

Bauchtanz ist der älteste Tanz der Welt. Die polyzentrischen Bewegungen steigern die Körperintelligenz und Reaktionsfähigkeit und erzeugen ein multidimensionales Körperbewusstsein. Die Kraft kommt aus dem Bauch und der Körpermitte. Sie konzentriert sich auf den Schwerpunkt und verbindet ihn mit der Erde, auf der wir tanzen und bettet uns in einen größeren Energiekreis. Der ganze Körper schwingt um die Leibesmitte, quasi um den Nabel der Welt.

Als unser langjähriges Mitglied Christine vor etlichen Jahren auf einem privaten Fest das erste Mal eine Bauchtänzerin sah, war sie fasziniert und gefangen von diesen ungewöhnlichen und geschmeidigen Bewegungen. Sie fühlte sich so angezogen vom sinnlichen und erdverbundenen Charakter, dass sie zu recherchieren begann. Sie fand heraus, wie wohltuend und gesund diese Bewegungen speziell für Frauen sind. Über die Jahre erlernte Christine die Bewegungen, erfuhr bei zahlreichen Lehrern mehr über Musik, Stilrichtungen und nicht zuletzt Rhythmus und Ausdruck. Und sie schlug mir vor, all ihr Wissen und ihre gewonnenen Erfahrungen bei My Sportlady einzubringen. Seit mehr als 15 Jahren sind wir nun glücklich mit Bauchtanz und viele Frauen jeden Alters trainieren ihre Wirbelsäule, ihren Beckenboden und ihre Koordination damit. Durch die eigen- und fremdartige Musik mit ihren für uns ungewohnten Rhythmen tauchen wir für die Dauer des Tanzes in eine andere Welt und Kultur ein und können so den Alltag hinter uns lassen.

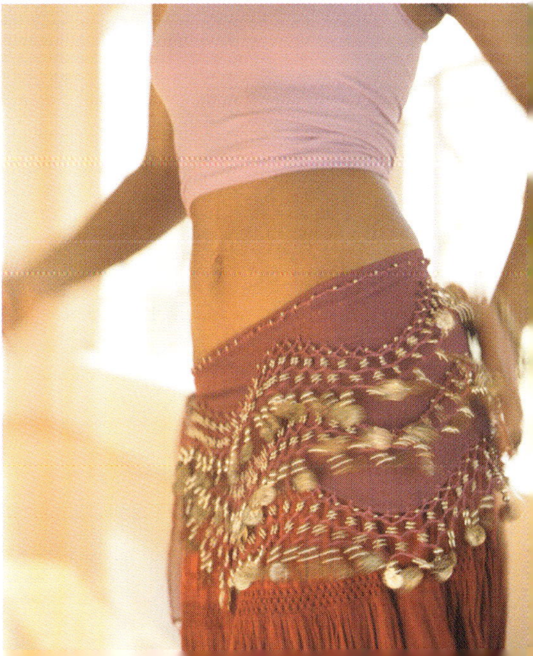

Hormon-Yoga

Hormonyoga kann bei Kinderwunsch helfen sowie Unterleibserkrankungen, Menstruationsbeschwerden und Wechseljahrunstimmigkeiten positiv beeinflussen. Es aktiviert die Drüsen, fördert die Entspannung und lässt die Hormone wieder fließen.
Nach meiner Ausbildung bei Dinah Rodriguez habe ich in meinen Kursen bemerkenswerte Ergebnisse erzielt. Lass auch du dich auf einer tiefen Ebene berühren!

Entspannung mit Energielenkung

Energetisiert Schilddrüse und Eierstöcke und wirkt sehr beruhigend.

* Du liegst mit angewinkelten Beinen auf dem Rücken. Die Füße stehen am Boden, die Knie berühren sich. Die Arme liegen auf dem Boden, die Handflächen zeigen nach oben. Schließ die Augen, konzentriere dich auf die Finger der linken Hand.

Bhastrika-Atmung und Energieleitung

Die Bhastrika-Atmung vollzieht sich ausschließlich im Bauch. Ein- und Ausatmung sind schnell, stark und kraftvoll, sodass das Geräusch eines Blasebalgs entsteht.

- Atme ein, bis der Bauch gefüllt ist.
- Beim Ausatmen ziehst du den Nabel Richtung Wirbelsäule. Dabei den Brustkorb nicht bewegen.

Nach der Bhastrika-Atmung erfolgt die Energieleitung:

- Einatmen und die Luft anhalten.
- Die Zungenspitze an den weichen Gaumen legen und sich ganz auf die Nasenspitze konzentrieren.
- Mulabandha (Zusammenziehen der Anus- und Dammmuskeln); Energie steigt die Wirbelsäule entlang bis zur Nasenspitze auf.
- Konzentration zu der zu aktivierenden Stelle lenken.
- Langsam ausatmen und spüren, wie die Energiewelle an die gewünschte Stelle gelangt.

* Stell dir beim Einatmen vor, dass die Luft durch die Finger der linken Hand in deinen Körper eintritt, über den Arm zur Kehle (Schilddrüse) strömt und über den rechten Körperteil wieder aus dir heraustritt.

* Atme aus und spüre, wie die Energie durch das rechte Handgelenk und zur Kehle fließt und durch die Finger der linken Hand austritt.

* Drei- bis viermal wiederholen. Stell dir ein helles Licht vor, das deinen Atemstrom begleitet.

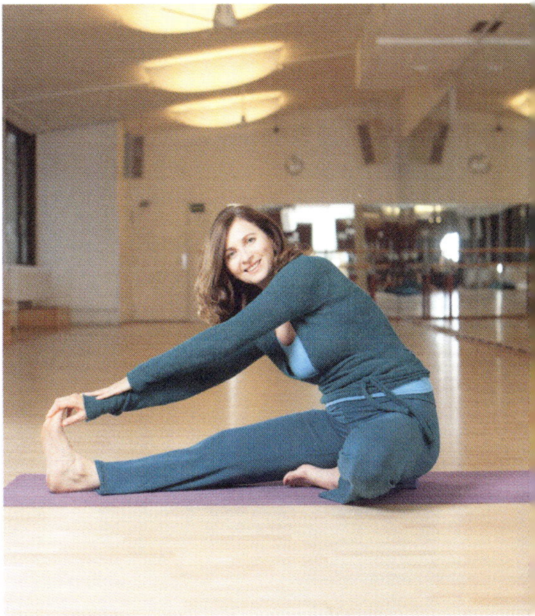

Janu Shirshasana

Aktiviert die Eierstöcke.

* Setz dich mit gestreckten Beinen aufrecht auf den Boden. Beuge das rechte Knie und leg die Ferse nahe zum Damm. Senke das Knie zum Boden, streck die Arme nach oben und dreh den Brustkorb nach links. Atme ein.

* Beim Ausatmen beugst du dich vor und greifst den linken großen Zeh mit Daumen und Zeigefinger. Dabei kannst du Hilfsmittel wie Gurt oder Tuch einsetzen.

* Beim Einatmen den Fuß vor- und zurückbewegen und dabei 7 Bhastrikas ausführen. Dann den Fuß gestreckt halten.

* Lass die Energie wieder zirkulieren, erst zur Nase, dann zum linken Eierstock. Atme langsam aus. 3-mal wiederholen, in die Ausgangsposition zurückkommen und mit der anderen Seite üben.

Ardha Matsyendrasana

Aktiviert die Eierstöcke, stärkt die Wirbelsäule und massiert die inneren Organe.

* Setz dich aufrecht auf den Boden, die Beine liegen ausgestreckt nebeneinander.

* Beuge das linke Knie und bring es mit den Händen möglichst nahe zum Brustkorb. Der Oberkörper ist aufgerichtet, der Rücken gerade.

* Führe 7 Bhastrikas aus und lass dann die Energie zirkulieren: Einatmen, die Luft anhalten, die Zungenspitze an den weichen Gaumen legen und sich auf die Nasenspitze konzentrieren.

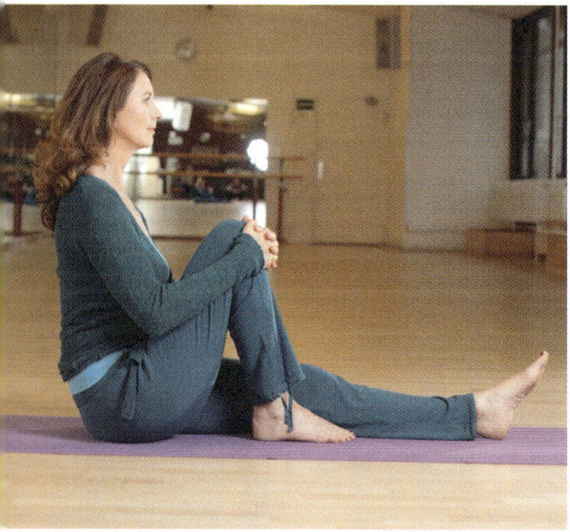

* Mulabandha ausführen und für einige Sekunden halten, bis du spürst, dass die Energiewelle die Nase erreicht. Dann die Konzentration auf den linken Eierstock richten und langsam ausatmen. Spüren, wie die Energie den Eierstock erreicht.

* Stell den linken Fuß auf die andere Seite des ausgestreckten Beins. Dreh die Wirbelsäule etwas nach links. Umfasse das gebeugte linke Bein mit dem rechten Arm, stütze den linken Arm hinter dem Körper auf und wende deinen Blick nach hinten.

* 7-mal Bhastrikas ausführen und danach die Energie auf die gleiche Weise zirkulieren lassen.

* Wiederhole den gesamten Ablauf auf der anderen Seite. Jetzt ist das rechte Bein angewinkelt und die Energie wird zum rechten Eierstock gelenkt.

Vilomasana

Aktiviert die Schilddrüse.

- Du liegst auf dem Rücken, die Beine sind angewinkelt. Die Hände umgreifen die Fußgelenke. Alternativ kannst du auch zwei schmale Bänder um die Fußgelenke legen und diese halten.

- Hebe und senke die Hüfte 7-mal und erzeuge dabei mit der Wirbelsäule eine Welle: Beim Einatmen (normale Atmung) erst die Hüfte, dann die Taille und schließlich den Brustkorb heben. Beim Ausatmen erst den Brustkorb, dann die Taille und die Hüfte senken.

- Bleib beim siebten Mal in der hohen Stellung und stütze die Hüfte mit den Händen ab.

- Führe in dieser Position 7 Bhastrikas aus und lass dann die Energie zirkulieren: erst zur Nasenspitze, dann die Konzentration zur Kehle bringen und spüren, wie die Energie beim langsamen Ausatmen zur Schilddrüse fließt.

- Senke das Rückgrat achtsam und führe eine weitere Welle aus, indem du Brustkorb, Taille und Hüfte nacheinander wieder zum Boden senkst. Lenke die Energie in der bekannten Weise zur Schilddrüse.

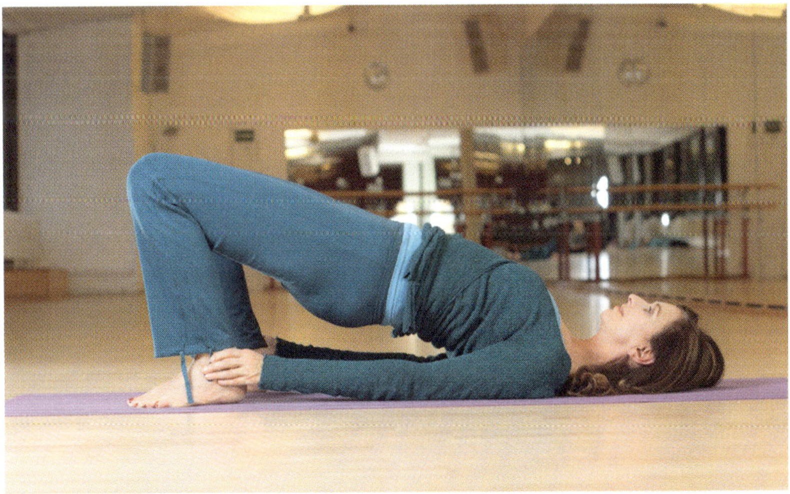

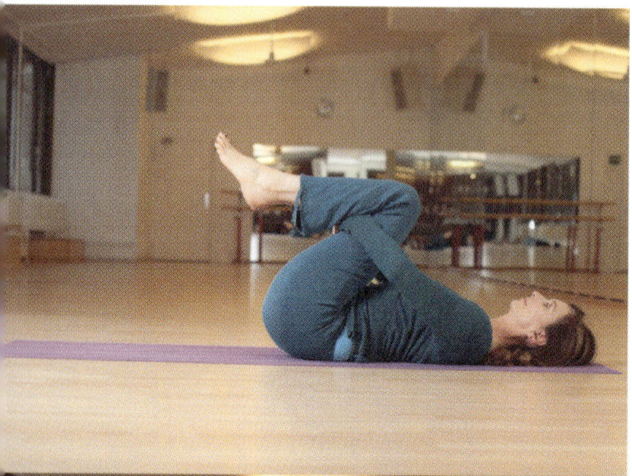

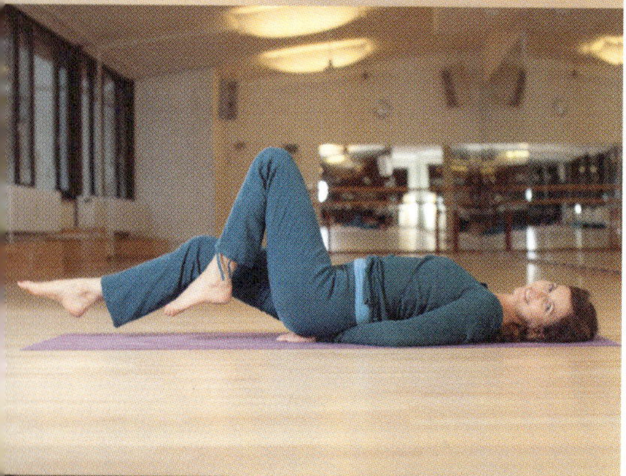

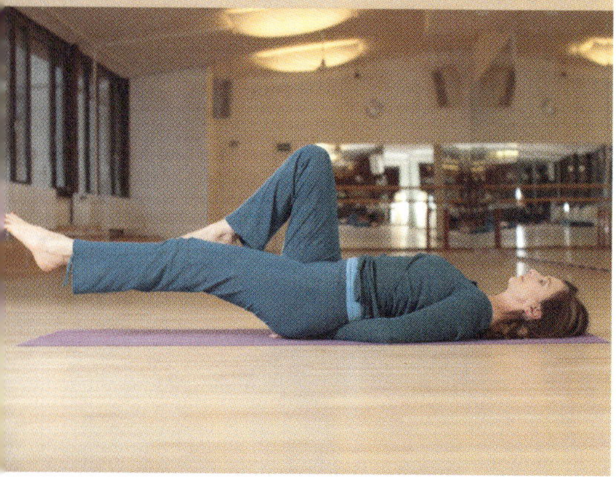

Fünf Wellen der Schönheit

Diese Übung versorgt Gesicht und Haare mit Prana.

* **Erste Welle:** Du liegst auf dem Rücken, beide Beine sind angewinkelt, die Hände sind unter den Knien, die Oberschenkel drücken gegen den Unterleib. 7 Bhastrikas ausführen, ohne die Beine zu bewegen. Beim Ausatmen ziehst du den Bauchnabel ein und lässt die Energie erst zur Nasenspitze, dann zum ganzen Gesicht und zu den Haaren zirkulieren.

* **Zweite Welle:** Schieb deine Hände unter die Hüften (Handflächen zum Boden, die Daumen berühren einander). Heb beide Beine etwas vom Boden. Streck und zieh die Beine abwechselnd an wie beim Radfahren. Beim Beugen des rechten Beins einatmen und beim Beugen des linken Beins ausatmen. Den Bauchnabel dabei einziehen. Nach 15 Atemzügen drückst du die Beine gegen den Unterleib. Verweile kurz in dieser Haltung.

* Dritte Welle: Wiederhole die zweite Welle umgekehrt und atme aus, wenn du das rechte Bein beugst. Am Ende beide Beine wieder über dem Bauch beugen.

* Vierte Welle (aktiviert die Freude an der Sexualität): Streck die Beine senkrecht nach oben. Mit den Fersen trittst du nun abwechselnd gegen die Gesäßbacken. Atme beim Treten mit dem linken Fuß ein und beim Treten mit dem rechten Fuß aus. Nach 7 Tritten mit der rechten Ferse lässt du die Energie wieder zur Nasenspitze fließen. Spüre die Welle der Schönheit im Gesicht und in den Haaren. Lass deine innere Schönheit nach außen gleiten. Keine Sorge, wenn es anfangs nicht gelingt, gegen die Gesäßbacken zu treten. Einfach weitermachen, die Oberschenkel senkrecht halten, die Bewegungen so ausführen, wie es der eigene Körper erlaubt.

* Fünfte Welle: Wiederhole die vierte Welle umgekehrt: Atme aus, wenn du mit dem linken Fuß trittst. Lass anschließend wieder die Energie zirkulieren.

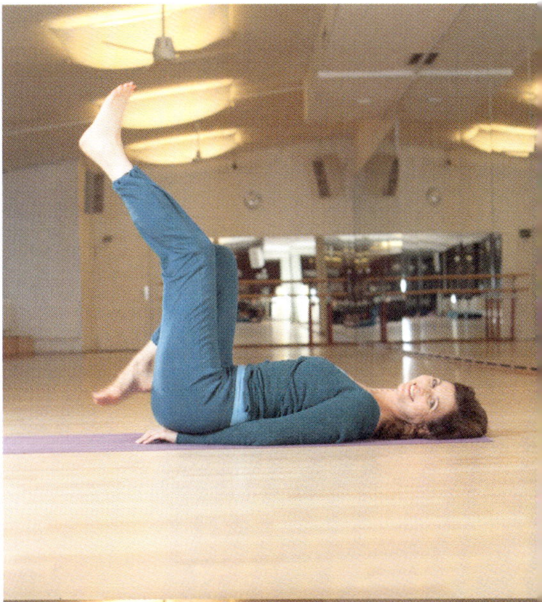

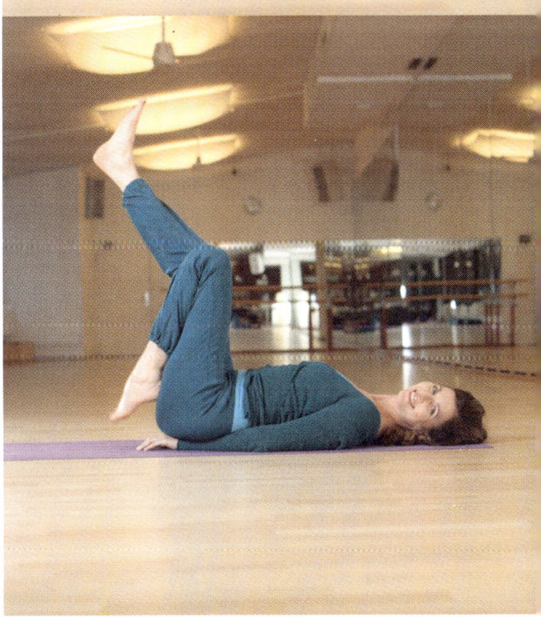

Bewusstes Selbst – selbstbewusst

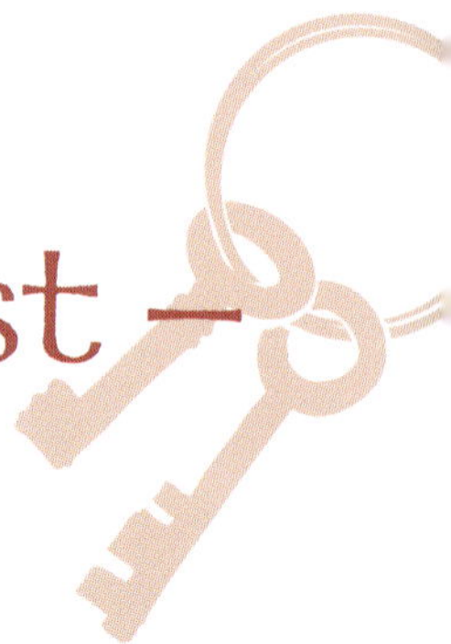

Mir ist aufgefallen, dass den meisten Frauen ihre Stärken zwar durchaus bekannt sind. Doch im entscheidenden Moment gelingt oft die Umsetzung nicht. Hindernisse vielerlei Art verstellen den Weg zur Selbstverwirklichung. Doch wie ist es möglich, die eigene Kraft zu leben? Wie können wir unser ganzes Potential entfalten? Diese Frage habe ich mir vielmals gestellt. Der Schlüssel liegt ganz einfach in unserem Körper! Wer sich nicht auf den längeren Weg mit Yoga und Meditation einlassen oder sich zusätzlich coachen lassen möchte, findet vielleicht einen Weg mit der Alexander-Technik, einer praktischen Methode zur positiven Veränderung von einschränkenden, ungünstigen Gewohnheiten im Denken, Fühlen, Wahrnehmen und Handeln. Sie verhilft zu mehr Ruhe, Gelassenheit, Klarheit und Präsenz und verbessert zudem die Balance in der Haltung und Bewegung. Mithilfe eines Alexander-Technik-Coaches werden alltägliche Haltungs- und Bewegungsgewohnheiten bewusst gemacht und die Auswirkung auf Gedanken, Emotionen und das Selbstvertrauen wahrgenommen und zum Positiven verändert. Dieses neue Bewusstsein für das Selbst macht »selbst bewusst« und »Selbst sicherer«.
Kurz vor meiner ersten Reise zum Board of Director in Boston/USA hatte ich ganz plötzlich große Bedenken, all den neuen, unbekannten Anforderungen gerecht zu werden. Ich war die einzige Europäerin und eine der wenigen Frauen unter männlichen Inhabern oder Leitern von großen Fitnessunternehmen irgendwo auf der Welt. Ich hatte Bedenken, das zu sagen, was mir wichtig war. Eine simple, aber äußerst effektive Übung aus der Alexander-Technik hat mir geholfen: Wir übten den Einsatz meiner Sprache gleichzeitig mit der Automatik des Gehens. Wir gehen automatisch, also können wir auch automatisch mit dem

Reden einsetzen. Diesen Automatismus habe ich in sehr kurzer Zeit geübt und trat meinen Kollegen selbstbewusst und gelassen entgegen.
Mit Workshops in Alexander-Technik im Studio und im Mitarbeiter Coaching setzen wir diesen Weg fort. Die Übungen beinhalten: Koordiniertes Bewegen, gelassenes Reagieren, freies Atmen und bewusstes, konstruktives Handeln. Wir lernen Störendes und Überflüssiges wegzulassen für mehr Körperharmonie. Wir lernen, gelassener mit Herausforderungen umzugehen, eine natürliche Balance für den Körper wieder hervorzubringen, uns mit Selbstvertrauen zu zeigen und gleichzeitig Verspannungen und Schmerzen vorzubeugen.

»Das Richtige geschieht von selbst, wenn wir nicht stören.«
(F.M. Alexander)

Alexandertechnik zum Ausprobieren

Hast du dich schon einmal gefragt, wie du etwas tust, während du etwas tust? Möglicherweise ist diese Frage im Moment ungewöhnlich, doch genau in ihr könnte der Schlüssel zu einem besseren Wohlbefinden und leichterer Bewegung liegen. Hier eine Einladung zu einem Selbstversuch: Setz dich an den Computer und surfe im Internet oder schreibe eine Mail. Bemerkst du etwas nach einiger Zeit? Sitzt du zum Beispiel unbequem, wandert dein Kopf immer mehr zum Bildschirm, verkrampfst du den Schultergürtel fest, während du schreibst, hältst du den Atem an?

Wenn dir das ein oder andere auffällt, halte für einen Moment inne, gönn dir eine Mini-Pause und versuche mit dem, was dir störend erscheint, aufzuhören. Du sollst es nicht »richtig« machen, indem du zum Beispiel eine korrekte Körperhaltung einnehmen willst. Denn das gelingt auf Dauer leider nicht und erhöht eher die Spannung nur. Lass einfach das weg, was dich stört. Fahr dann wieder mit deiner Arbeit fort. Nach einiger Zeit schenkst du dir dann erneut Aufmerksamkeit

mit der Frage: »Was mache ich jetzt gerade mit mir?« Wenn du das Gleiche oder etwas Ähnliches beobachtest wie zuvor, versuche noch einmal bewusst damit aufzuhören. Mach es dir also zum Beispiel wieder bequem beim Sitzen, lassen den Kopf auf der Wirbelsäule balancieren und »schieb« ihn nicht Richtung Bildschirm. Entspann deinen Schultergürtel und erlaube dir wieder frei und fließend zu atmen.
Am Anfang braucht es etwas Übung, in alltäglichen Situationen immer wieder mit sich selbst in Kontakt zu kommen, weil wir es nicht gewohnt sind. Bleib trotzdem konsequent dabei und beobachte auch in den nächsten Tagen, was sich verändert.
Mit einem ausgebildeten Alexander-Technik-Coach kommst du etwas schneller und effektiver voran. Das Ziel bleibt aber auch dann zu lernen, die gewünschten Veränderungen bewusst in den Alltag zu integrieren und so die Beweglichkeit und das Wohlbefinden dauerhaft zu verbessern.
Beobachtung und Bewusstheit sind wichtige Aspekte dieser Technik, um mit den zugrunde liegenden Prinzipien die ungünstigen Gewohnheiten zu erkennen und relativ zügig zum Positiven zu verändern.

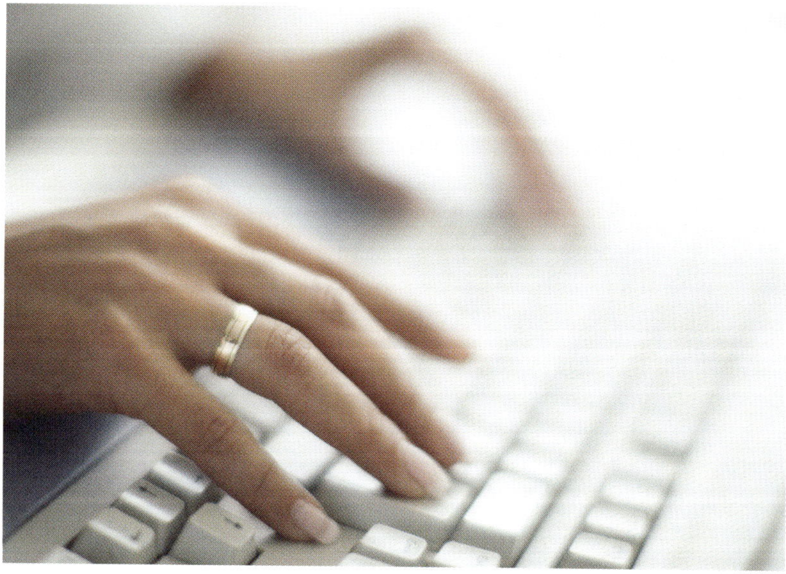

Die Glut des Herzens entfachen

Aufgrund von erlebten Verletzungen oder Enttäuschungen leben wir oft mit einem geschlossenen Herzen. Einfach um uns zu schützen. Dadurch verschließen wir uns gegenüber dem Leben. Wir sind nicht mehr offen und vertrauensvoll. Doch nur ein offenes Herz erweckt Mitgefühl, Verbundenheit, Einheit und natürlich auch Liebe – nicht nur für andere, sondern vor allen Dingen für uns selbst.

Aus der Sufi Mystik gibt es eine wundervolle Meditation, um unser Herz zu öffnen. Sie heißt: »Die Glut des Herzens entfachen«. Mit dieser Meditation wird das Feuer zum Lodern gebracht und das Herz geöffnet. Das Feuer symbolisiert eine Kraft, die alle Hindernisse in sich verschlingt. Wir hatten in der Yoga- und Meditationsstunde herzensfrohe Rückmeldungen unserer Mitglieder, als unsere Yogalehrerin Lena, nach ihrem Retreat bei Sahajanada, Folgendes übte:

Herzensmeditation für dich selbst

* Komm in eine bequeme Sitzhaltung mit geradem Rücken.

* Beobachte deine Atmung, wie sie in dich hinein- und hinausströmt.

* Beobachte die Pausen zwischen jeder Ein- und Ausatmung. Spüre in die Stille hinein.

* Bring deine Aufmerksamkeit zur Mitte deines Brustkorbs – leicht nach rechts versetzt, denn an dieser Stelle findet die Herzenswahrnehmung statt.

* Lass die Atmung dorthin fließen und nimm wahr, wie sich der Brustkorb mit jeder Ein- und jeder Ausatmung hebt und senkt. Wie eine Massage des Herzens.

* Alle eventuell auftretenden Schmerzen, alle Gefühle und alle Bilder werden ausgeatmet und die Stille zwischen den Atemzügen lässt Ruhe in den Geist kehren.

Partnerschaft

Eine erfüllende Partnerschaft lässt uns körperlich und seelisch entfalten. Erfüllte Sexualität erhöht die Botenstoffproduktion. Liebevoller Hautkontakt, Zärtlichkeiten und Streicheln erzeugen schon nach kurzer Zeit eine Oxytocin-Flut im Körper, die uns gut gelaunt stimmt und die Lust steigert. Liebe und Sexualität fördern unsere Kreativität, unsere positive Ausstrahlung auf andere und öffnen unser Herz. Unsere Kraft und Energie macht uns attraktiv.

Die Beziehung zu uns selbst

Gerade in einer neuen Partnerschaft können wir uns aber auch leicht verlieren, uns von uns entfernen. Denn es ist leider oft so, dass Frauen, um zu gefallen, sich zu sehr dem Mann anpassen. Wir sind so konditioniert, attraktiv sein und gut aussehen zu wollen, um geliebt zu werden. Sind wir jedoch nicht so, wie wir wirklich sind, sondern so, wie wir glauben zu gefallen, geht uns unnötig Kraft verloren. Auch unsere spirituelle Kraft. Denn die Verbindung zu unserem Shakti wird unterbrochen und die Energie fließt nicht mehr. Wenn wir in der Sexualität Körper, Geist und Seele separieren, entfernen wir uns von unserem Inneren. Mit dem Gedanken, wie wir wirken, wie wir wahrgenommen werden oder was in einer bestimmten Situation wohl richtig wäre oder gut ankäme, entfernen wir uns von uns selbst. Die Sexualisierung unserer Gesellschaft trägt dazu einiges bei. In gängigen Soaps, Filmen und Frauenmagazinen wird uns fortwährend vor Augen (und Ohren) geführt, wie wir zu sein haben. Die Werbung suggeriert uns das ideale Schönheitsbild, mit dem keine Frau mithalten kann, denn Models sind ein Kunstobjekt der Visagisten und der Technik. Wer sich mit ihnen identifiziert, kann nur verlieren – und meist verliert Frau sich selbst. Die Verbindung mit dem Herzen ist blockiert und um den Mann nicht traurig zu machen, findet ein Schauspiel statt, das nichts mit den wahren Gefühlen zu tun hat.

Besonders in großer Verliebtheit können wir den Kontakt zu unserem Inneren verlieren. Dann ist es gut, auf eine bewusste Atmung zu achten, das Herz wahrzunehmen und sich in Meditation zu üben. Haben wir den tiefen Zugang zu uns selbst gefunden und lassen Bilder los, die uns hemmen, dann entfaltet sich die Blume des Lebens und die Erfüllung beginnt. Erst wenn wir mit Körper, Geist und Seele präsent sind und falsche Bilder loslassen, spürt dies ein Mann und findet uns schön. So wie wir sind. Wenn wir uns trauen, unsere Wünsche zu äußern, den Fokus von den vermeintlich erogenen Zonen nehmen und vielleicht mal ganz anders sind, dann kommt die Beziehung ins Fließen. Ein Schlüssel können zum Beispiel unsere Füße sein. Die Berührung derselben lenkt uns von den vielen kreisenden Gedanken in unserem Kopf ab. Lass dich doch mit deinem Partner einfach mal auf eure Füße ein. Intuitiv findest du, findet er die wohltuenden Punkte.

Fußmassage

Falls deine Intuition noch nicht so geübt ist, kannst du diese Berührungen ausprobieren. Erst an einem Fuß, dann am anderen.

- Den Fuß öffnen: Halte den Fuß mit den Fingern an der Sohle und streiche mit den Daumen den Rist aus. Presse dabei den Fußrücken mit den Daumenwurzeln bis zu den Seiten hinab. Wiederhole die Bewegung. So werden Spannungen beseitigt und die Muskeln gestreckt.
- Unter der Sohle pressen: Dies ist die Ergänzung des vorherigen Griffs. Die Hände befinden sich in derselben Position, doch jetzt pressen die Finger in die Sohle und die Daumen stützen dabei die Wölbung des Fußes. Unter dem Gelenk ansetzen und über die Mittellinie zu den Zehen arbeiten.
- Den Fußballen reiben: Nimm den Fuß zwischen die Hände und reibe diese hin und her. Lockere den Fuß mit schnellen und festen Bewegungen. Zieh zum Schluss an jedem einzelnen Zeh, streiche die Zehenzwischenräume aus und lege dann die Hände ein paar Augenblicke auf den Fuß.

Die Kunst, miteinander zu reden

In einer Partnerschaft ist ein Miteinander und die Kommunikation sehr wichtig. Viele Trennungen müssten nicht sein, wenn wir mehr miteinander reden und Intimität zulassen würden. Die männliche Energie ist die der Stärke und der Ruhe. Die Frau kann zornig sein, der Mann reagiert bedacht und fokussiert. Wenn der Mann sich auf die Emotionen der Frau einlässt und ebenso reagiert, dann entgleitet ihm die Männlichkeit. Wenn er jedoch weiterhin in seiner Kraft bleibt, zieht es die Frau wieder zu ihm hin. Männer, die ihre Gefühle zeigen, haben sich zwar immer mehr etabliert, aber sie sollten dabei das »Mann sein« nicht verlieren. Das mag in unserem Zeitalter der Emanzipation veraltet klingen, ich empfinde es aber aus meiner Erfahrung als absolut schlüssig. Genauso wichtig finde ich auch die Selbstliebe. Wenn man sich selbst liebt, ist man auch anziehend für andere. Die Empfänglichkeit für uns selbst lässt in uns auch die Bereitschaft für eine liebevolle Partnerschaft entstehen.

Wenn eine Beziehung uns unglücklich macht, ist es gut, gemeinsam daran zu arbeiten, Hilfe von Experten zu suchen und nicht so schnell aufzugeben. Oft spielen eigene alte Verletzungen von beiden Seiten mit in die Beziehung und wir fühlen uns unverstanden, gedemütigt, ausgenutzt und unfair behandelt. Manchmal weiß der Partner gar nichts von den Gefühlen und die richtige Kommunikation ist nicht möglich. Es ist oft ungerecht gegenüber dem Partner, wenn er raten soll, was uns gerade so traurig macht. Doch wir können lernen, nicht nur anzuklagen, sondern zu sagen, wie wir uns in bestimmten Situationen fühlen und was wir uns wünschen.

Mehr umarmen

Jeder Mensch braucht die Umarmung. Außer in der Partnerschaft ist es doch ein Geschenk, wenn wir unsere Kinder, ob groß oder klein, richtig umarmen können. Aber auch uns weniger nahestehende Menschen umarmen wir immer mehr. Ich finde es großartig, dass sich unsere Gesellschaft für solche wohlwollenden Bezeugungen der Zuneigung und Freude öffnet. Auch im Studio umarmen wir uns alle immer öfter. Das ist schön.

Manche Frauen fühlen sich unglücklich, weil sie ihre eigenen Bedürfnisse nicht leben können. Oft kennen sie ihre eigenen Bedürfnisse nicht einmal. Es fehlt ihnen die Zeit, darüber nachzudenken und tief in ihnen ist der Glaube, dass eigene Wünsche unrecht sind und ihnen nicht zustehen. Es ist vollkommen legitim, wenn wir in einer Partnerschaft unsere Wünsche äußern, unsere Freiräume beanspruchen und mit liebevollem Herzen dazu stehen. Doch der plötzliche Wunsch nach Freiräumen kann Männern Angst machen, hier ist wiederum ein ehrlicher Austausch wichtig. Frauen wollen sich auf dem Weg in die Spiritualität nicht entfernen, sondern ihr Potenzial leben.

Herzensmeditation für Paare

Eine wunderschöne Meditation für die Partnerschaft kommt aus dem Tantra Yoga und heißt »Transfiguration«.
Tief in uns drinnen ist das Göttliche zu Hause. Durch Transfiguration (was so viel bedeutet wie »über die herkömmliche Form hinaus«) ermöglichen wir einen Zugang zu diesem Sein. Wir zeigen uns ohne Maske, so wie wir sind.

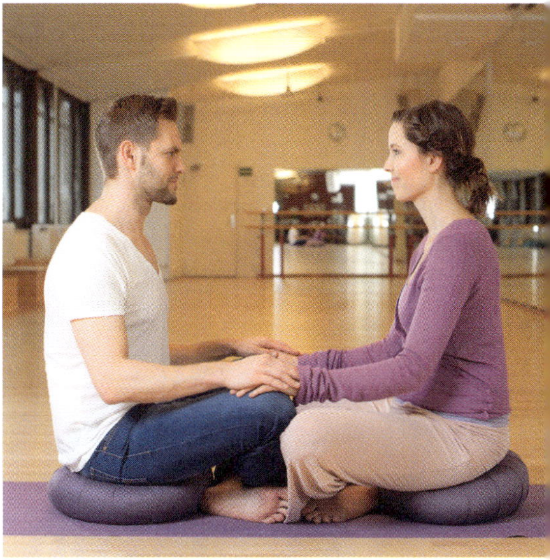

* Setzt euch einander gegenüber und legt eure Hände aufeinander. Eure Knie berühren sich.

* Verbindet eure Atmung. Atmet gemeinsam tief ein und tief aus. Wenn die Atmung synchronisiert ist, konzentriert euch auf die Augen des Partners. Blickt tief in die Augen eures Gegenübers. Ohne zu sprechen, ohne zu lachen. Blinzelt so wenig wie möglich.

* Entdecke hinter den Augen deines Partners das Göttliche und Vollkommene.

Mutter werden – Mutter sein

Einer meiner großen Wünsche war es, Mutter zu werden. Dieser Wunsch war immer in mir. Als ich dann schwanger war, fühlte ich mich weiblicher und schöner denn je und trotz schnell geplanter Hochzeit und der vielen Arbeit, die die Eröffnung des Studios mit sich brachte, voller Energie und Tatendrang. Ich hatte ein so präsentes Gefühl, dass mein Leben einen wirklichen Sinn hat, dass nun alles in die rechte Bahn kommen würde. Vielleicht ein Irrglaube … Aber diese Gedanken fühlten sich so positiv und glücksverheißend an, dass ich vieles mit Leichtigkeit und Freude bewältigen konnte.

Wenn ich zurückblicke, war diese erste Schwangerschaft wie eine neue Identität. MIt der Schwangerschaft beginnt eine neue Ära, eine neue Zeit, die den Fokus auf jemand anderen richtet als uns selbst. Eine Zeit, in der wir selbstloser werden, das eigene Ego zurückstecken muss und wir uns auf ein neues Wesen besinnen, das bald die Welt erblicken wird. Wenn das Kind dann da ist, beginnen wir uns voll und ganz auf seinen Rhythmus einzustellen. Unsere volle Präsenz ist gefordert und wenn man dann noch andere Verpflichtungen hat wie ich damals, ist man der Erschöpfung nahe.

Wenn die Kinder später heranwachsen und sich verändern, verändern auch wir uns. Wir entwickeln unser Organisationstalent und unsere Kreativität, denn diese Fähigkeiten werden laufend gefordert. Unsere Kinder stellen uns immer in Frage und hinterfragen unsere Einstellungen. Es gibt kein Verstellen und Schönreden.

Wir müssen achtsam mit unseren Kindern sein, denn sie sind so leicht verletzbar und es liegt in unserer Verantwortung, mit den Problemen so umzugehen, dass sie keinen Schaden nehmen. Dies ist eine große Verantwortung und trägt auch zu unserer eigenen inneren Heilung bei. Meine Mutter hatte recht, als sie sagte: »Du wirst schon sehen, wenn du eigene Kinder hast.« Ja, ich habe es gesehen. Wie es ist, Nächte zu durchwachen und ein schreiendes Baby herumzutragen. Wie wir dann fast weinen vor Dankbarkeit, wenn es einschläft und irgendwann mit einem bezaubernden Lächeln aufwacht. Woher nehmen Mütter nur die Energie, hab ich mich gefragt? Wo ist die Quelle, uns aufzubauen und uns die Kraft zu geben, stark zu sein für unseren Nachwuchs?

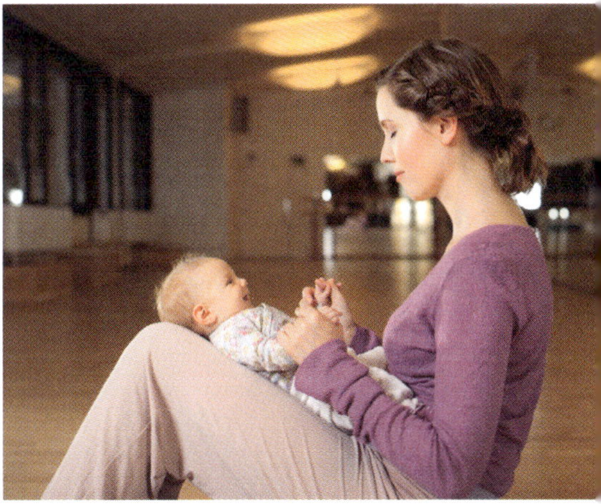

Stärke von Innen

Mutter zu sein ist tatsächlich harte Arbeit. Ohne wirklichen Fleiß wird es schwer sein, mehr zu schaffen als das tägliche Dasein für das Kind. Das heißt nicht, dass es nicht genug ist, alleine nur Mutter zu sein. Ich hätte gerne mehr Zeit gehabt, mehr Muße und Freiraum, um mit meinen Kindern zu sein. Doch immer mehr Mütter arbeiten auch und daher müssen wir Wege finden, uns zu stärken und aufzubauen, um die nötige Kraft aufzubringen, für all das, was wir bewältigen müssen. Eltern werden bedeutet auch zu wachsen, über sich hinauszuwachsen, den Egoismus mal beiseite zu lassen, vielleicht auch Träume aufzuschieben oder loszulassen. Denn alles auf einmal geht nicht.

Meditation

Zugegeben: Ohne viel Schlaf auszukommen ist eine Sache, aber auch noch vor dem Baby aufzustehen und zu meditieren, ist kaum umsetzbar. Doch das Baby in die Meditation mit einzubeziehen und mit dem Atem des Babys mitzuschwingen, wird Ein-zur-Ruhe-Kommen sein und eine Atmosphäre der Reinheit, Vollkommenheit und Gleichklang schaffen. Wir lernen von der Sorglosigkeit des kleinen Wesens, von seiner Präsenz im Hier und Jetzt, und verbinden uns in der Stille mit ihm. Nähe und Harmonie entsteht.

Yoga für werdende Mütter

Wir bieten seit einiger Zeit bei My Sportlady Schwangeren-Yoga an und unsere Frauen lieben es, weil die Mischung aus Dehnung, Kräftigung, Atemübungen und Entspannungsübungen wahnsinnig guttun. Vielen von ihnen war gar nicht bewusst, wozu sie trotz Bauchumfangs in der Lage sind. Außerdem haben sie das Gefühl, dass es nicht nur ihnen, sondern auch ihren Babys guttut.
Am Anfang sind viele Frauen mit ihrem Körper, ihrer Atmung, ihren Gedanken in Verbindung mit der Schwangerschaft noch nicht im Einklang. Aber das bessert sich von Stunde zu Stunde. Die Schwangeren lassen sich durch das Einfühlungsvermögen der Yogalehrerin (Melanie, die du auf den Bildern siehst, erwartet gerade selbst ein Kind) immer mehr fallen und immer mehr auf ihr Ungeborenes ein. So entsteht ein tiefergehendes Verständnis für die Schwangerschaft und vieles kann leichter bewältigt werden.
Die Schwangerschaft ist ein großartiges Erlebnis. Und sie kann mit einigen Yogaübungen noch intensiver und bewusster gelebt werden. Manche Übungen können zudem bei der Geburt gut umgesetzt werden und bringen große Erleichterung. Fast alle Frauen bleiben nach der Geburt dabei und buchen fortführende Programme wie Mamafit oder Kinderyoga.

Krieger

Der Krieger erdet dich, bringt dich in deine Stabilität und aktiviert deine Kraft. Das kann auch der Grundstein für deinen Nestbau sein.

* Mach einen kleinen Ausfallschritt. Das vordere Bein ist um 90 Grad angewinkelt, das hintere gestreckt. Der hintere Fuß ist am Boden.

* Strecke die Arme waagerecht zur Seite. Die Handflächen zeigen nach unten. 3 Atemzüge halten.

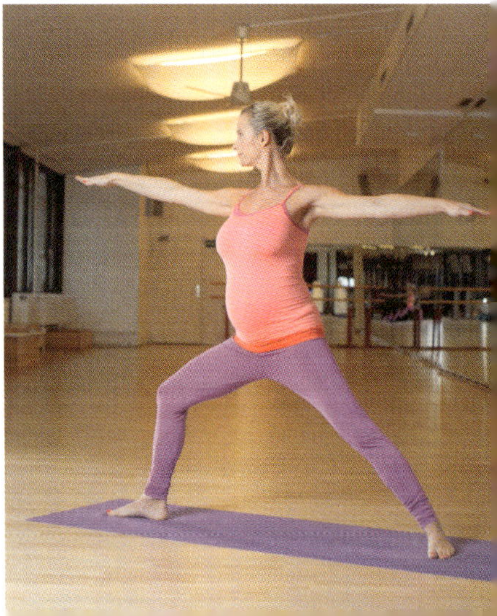

Katze und Kuh

Macht Brustwirbelsäule und Brustkorb beweglicher, löst Spannungen im unteren Rücken.

* Gehe in den Vierfüßlerstand, der Kopf befindet sich in einer Linie mit der Wirbelsäule.
* Führe die rechte Hand zum linken Knie und wieder zurück – 5-mal.
* Wiederhole die Bewegung dann 5-mal auf der anderen Seite.

Halbes Rad

Dehnt die Körpervorderseite, entspannt den Nacken, kräftigt die Beine.

* Du liegst auf dem Rücken, die Füße stehen hüftbreit auseinander.
* Hebe den Rücken vom Steißbein aus an. Drück die Füße in den Boden, verschränke die Finger.
* Wenn die Hüfte oben ist, lass sie sanft kreisen – 3 Atemzüge lang.

Tiefe Hocke

Durchblutet die Beckenbodenmuskeln und bereitet sie auf die Geburt vor.

* Geh so oft es geht in die Hocke. Die Füße zeigen nach außen, die Hände sind vor der Brust gefaltet. Berühren die Fersen den Boden nicht, nimm einen Block zuhilfe.

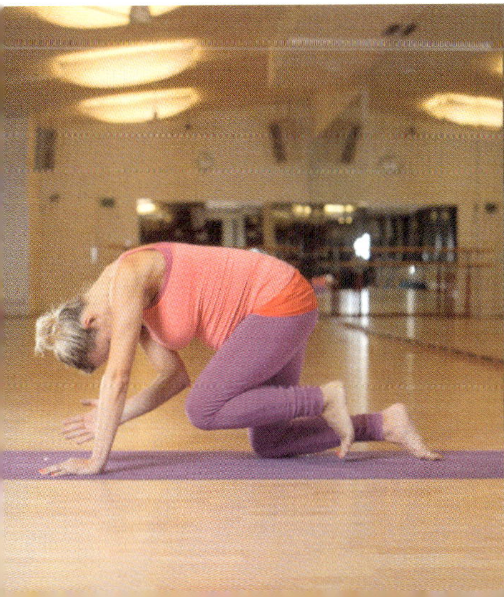

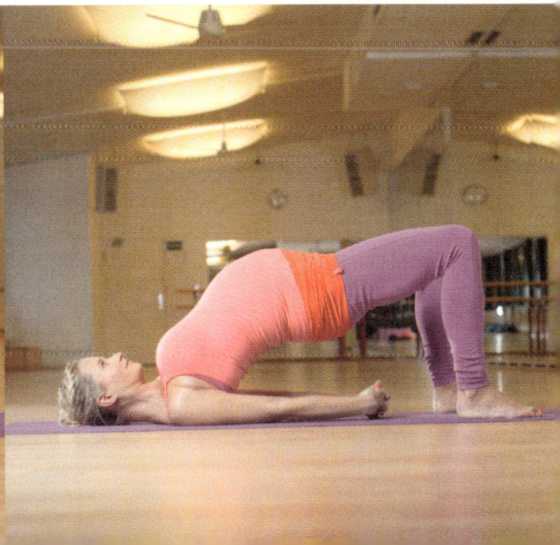

Vertrauen und loslassen

Eine besondere Herausforderung ist die Pubertät. Hunderte von Zweifel tauchen auf, wenn wir erleben, wie unmöglich sich unsere pubertierenden Kinder benehmen. Einer muss doch Schuld haben, dass sie so rücksichtslos, frech und egoistisch sind und so gar nicht auf uns hören. Man kann aber wirklich nicht viel mehr tun, als

Es sind die pubertierenden Kinder, die nur an sich denken. Da hilft nur trösten, denn diese Zeit geht vorbei. Darauf können wir vertrauen. Die Grundsteine in die richtige Richtung haben wir in den vorangehenden Jahren bereits gelegt. Es wird gut werden.
Wir sind Vorbilder, damit schaffen wir wertvolle Grundlagen, auf die unsere Kinder später zurückgreifen. Dies ist eine große Verantwortung. Mehr können wir nicht tun.

»Es nutzt nichts Kinder zu erziehen, sie machen uns eh alles nach.«

Karl Valentin

diese für die Kinder so wichtige Zeit einfach zu überstehen. Kinder wollen ihren eigenen Weg gehen, ihr Pfad ist nicht der unsere. Sie spüren, wenn wir ihnen unsere eigenen Meinungen, Ideale, Gewohnheiten und Überzeugungen aufdrängen wollen. Das müssen wir jetzt schmerzlich akzeptieren. Immer wieder treffe ich erschöpfte Frauen mittleren Alters mit bedauernswertem Gesichtsausdruck. Nein, es war nicht der Chef oder der Ehemann.

Unsere Kinder haben ein tiefes inneres Wissen, egal wie groß sie sind, wir können ihnen vertrauen. Mit unserer eigenen inneren Einkehr ergibt sich der Weg des Vertrauens.
Als meine älteste Tochter sich entschloss, in Kanada zu studieren, freute ich mich zunächst sehr über die unbegrenzten Möglichkeiten, die sich für sie auftaten. Als ich sie aber dann zum ersten Mal in Toronto besuchte, sie mir voller Begeisterung die Stadt zeigte

und mir all das beschrieb, was Kanada für sie lebenswerter machte als Deutschland, überwältigte mich die Vorstellung, sie zu verlieren so sehr, dass ich mich kaum beruhigen konnte. Um wieder auf die Beine zu kommen und von den negativen Gedanken loszulassen, halfen mir Gebete für das Glück meiner Tochter. So baute ich wieder Vertrauen darin auf, dass alles gut werden und Jessica schon ihren Weg machen würde. Ich habe die Distanz zwischen meiner Tochter und mir angenommen, ich habe sie losgelassen und ihr vertraut. Das war nicht leicht für mich als Mutter.
Jessica hat eine innere Stärke entwickelt, eine Kraft, auch in schwierigen Situationen weit weg von zu Hause durchzuhalten und ihr Studium und andere schwierige Situationen zu bewältigen. Durch mein Vertrauen habe ich ihr Kraft gegeben. Mit der Distanz wurde unsere Beziehung nicht geschwächt, sondern gestärkt. Jessica war mir sehr nah, trotz der Entfernung. Klammern und Festhalten schwächt dagegen unsere Kinder. Solltest du einen Anfall von Festhalten erleiden, helfen diese beiden Übungen.
Unsere Kinder verdienen unser Vertrauen. Vertraue auch du!

Vertrauen

* Setz dich ruhig hin. Atme tief und konzentriert ein und aus. Atme zu deinem Herzen.
* Stell dir dein Kind vor, umhüllt in blauem Licht und in absoluter Sicherheit.
* Schick deinem Kind direkt von deinem Herzen gute Energien und deine Liebe.

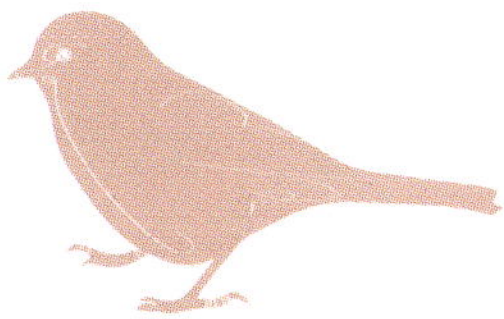

Loslassen

Diese Atemübung befreit dich vom Eingrenzen, Festhalten und Klammern deiner Nächsten.

* Setz dich bequem hin. Atme tief und konzentriert.
* Denk beim Einatmen: »Lass…«
* Denk beim Ausatmen: »…los«
* Mindestens 10-mal.

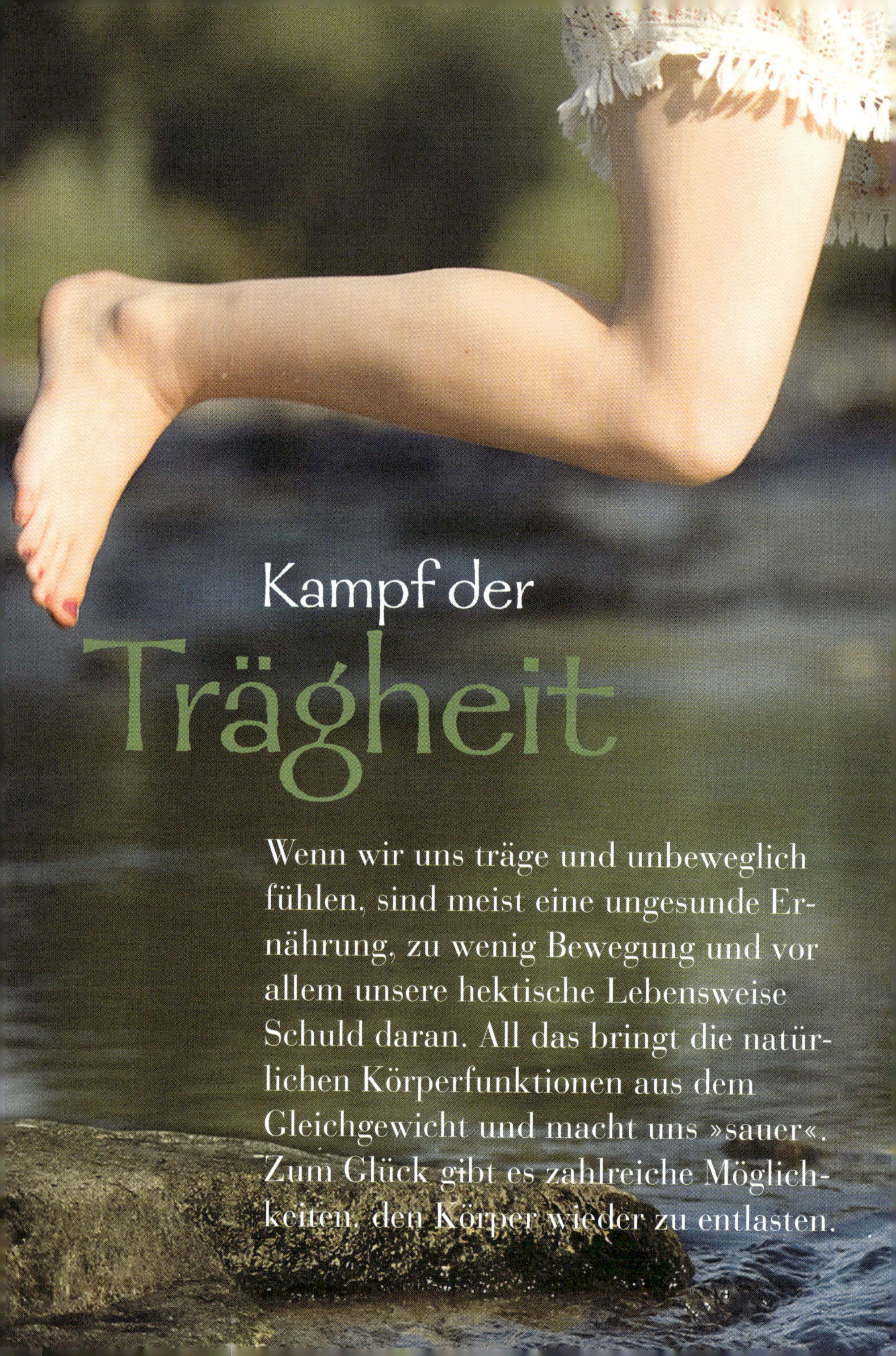

Kampf der Trägheit

Wenn wir uns träge und unbeweglich fühlen, sind meist eine ungesunde Ernährung, zu wenig Bewegung und vor allem unsere hektische Lebensweise Schuld daran. All das bringt die natürlichen Körperfunktionen aus dem Gleichgewicht und macht uns »sauer«. Zum Glück gibt es zahlreiche Möglichkeiten, den Körper wieder zu entlasten.

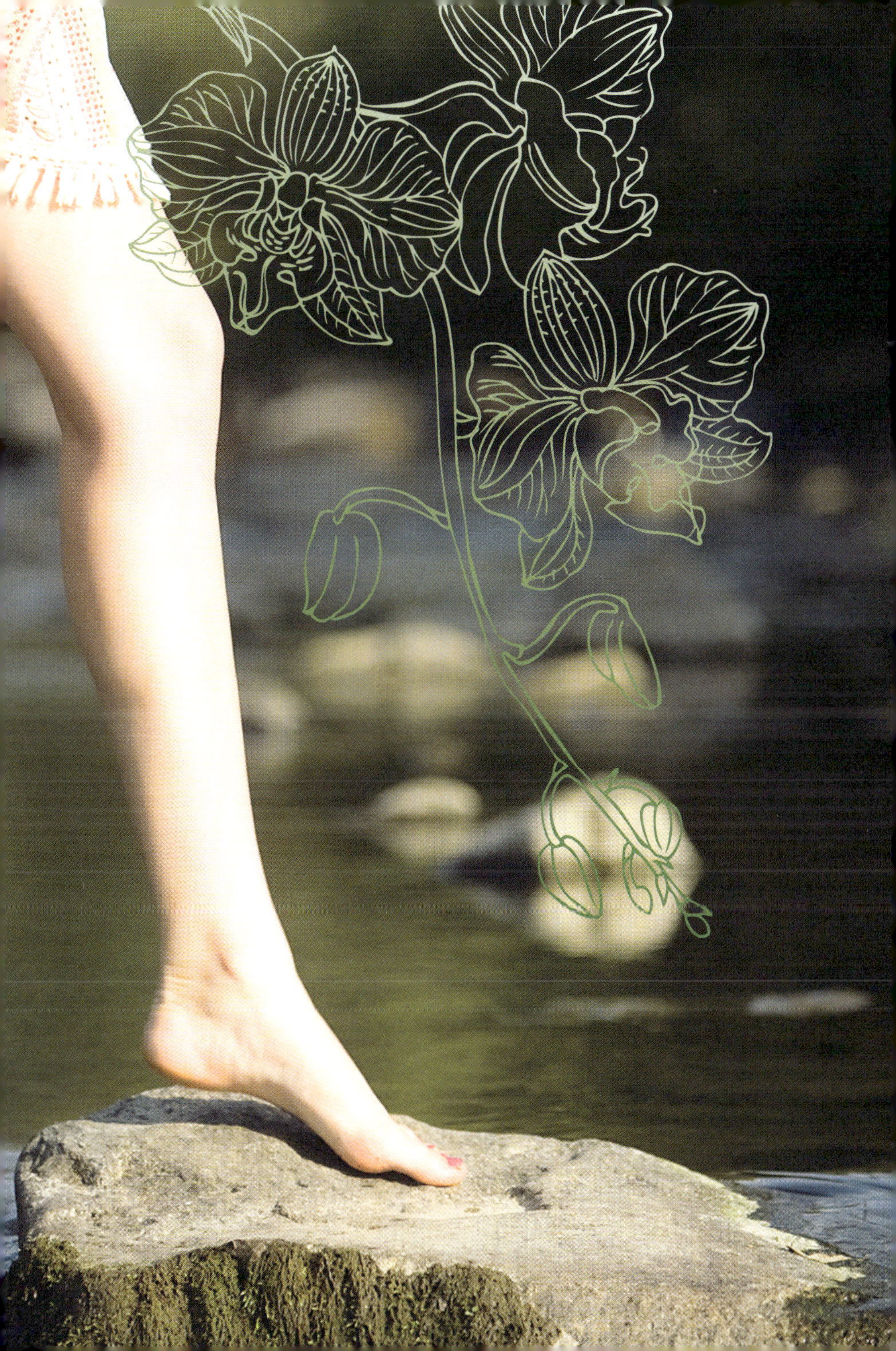

Detox your life

Fasten, entlasten, entgiften ist seit Jahrhunderten ein Thema. Ich selbst habe mir zum Beispiel vor einigen Jahren angewöhnt, in der Zeit vor Ostern mehr auf gesunde Ernährung zu achten, bewusster zu leben und auf Dinge zu verzichten, die meinen Körper unnötig belasten.

Meine persönliche Fastenzeit gestalte ich folgendermaßen: Ich beginne morgens mit heißem Wasser, das ich mit etwas Bitterstoffpulver anreichere. Bitterstoffe wirken entlastend und ausgleichend auf den Körper und regen die Verdauung an, weil sie die Schleimbildung im Magen fördern. Statt Kaffee gibt es Kräutertee. Mittags esse ich entweder eine Suppe oder Gemüse mit Getreide. Bei der Suppe achte ich auf die Würze. Ich verzichte rigoros auf Geschmacksverstärker. Getreide ist zwar sehr kohlenhydratreich, es hat aber die gute Eigenschaft, Schadstoffe zu binden, die sich im Körper gebildet haben, sodass sie ausgeschieden werden können. Ich bin kein Fan von reiner Eiweißkost. Mit ihr sind Verdauungsschwierigkeiten vorprogrammiert und die Laune sinkt in den Keller. Der Körper übersäuert und der Atem riecht streng. Ein geringer Anteil an Kohlenhydraten hat keine Auswirkung auf den Erfolg der Kur und auch Begleiterscheinungen wie Kopfschmerzen treten nicht auf, was ich mir durch den kohlenhydratbedingten Abtransport der Schlacken erkläre. Man sollte allerdings stets vollwertige Kohlenhydrate bevorzugen (etwa Vollkornbrot, Vollkornnudeln und Naturreis), denn diese liefern über einen längeren Zeitraum hinweg konstant Energie und verhindern Heißhunger. Außerdem darf man mehr davon essen.

Aufgrund der wunderbaren Resultate, der enormen Bereicherung für Körper, Geist und Seele durch Reduzierung und Optimierung der Nahrung und der Konzentration auf das Wesentliche, habe ich mit meinen Mitarbeitern eine Detoxkur entwickelt, die dem modernen Zeitgeist entspricht. Unser ganzheitliches »Glücks-Detox«-Konzept umfasst die drei wichtigen Säulen Ernährung, Bewegung und Wellness. Mach mit und freue dich auf ein gesteigertes, positives Wohlgefühl.

Den Körper entgiften

»Detox« kommt aus dem Englischen und bedeutet »entgiften«. Unsere Nahrung ist dazu das beste Mittel. Mit entgiftenden Rezepten und Drinks kannst du das körpereigene Entgiftungssystem unterstützen, den Stoffwechsel anregen und den Abbau von Säuren und giftigen Substanzen beschleunigen sowie das natürliche Säure-Basen-Gleichgewicht wiederherstellen.
Detox-Fasten ist keine Diät und kein Abnehmprogramm. Es ist ein Anfang auf dem Weg zur bewussten Ernährung. Denn danach fällt es leichter, alte Essgewohnheiten zu ändern.
Während der Detox-Zeit sollte man auf Alkohol, Kaffee und jegliche Nahrung mit Konservierungsstoffen sowie stark verarbeitete und tierische Lebensmittel verzichten. Wer sich, nicht sklavisch, aber konsequent, mit den richtigen Lebensmitteln ernährt, benötigt nach meiner Erfahrung keine Nahrungsergänzungsmittel und auch keine Nahrungsmittel mit Zusatzstoffen, wie probiotischen Joghurt, Margarine mit gesunden Fettsäuren oder Mineralstoffdrinks. Die versprechen zwar einen Zusatznutzen, doch der gesundheitliche Mehrwert ist nur bei wenigen Herstellern wirklich erwiesen. Zudem sind diese Nahrungsmittel meist nicht mehr naturbelassen. Wenn wir uns dagegen regelmäßig frisch ernähren, fallen Dickmacher automatisch weg, der qualvolle Heißhunger bleibt aus und wir haben ganz von allein verstärkt Lust auf Gesundes. Auch die Psyche sollte nicht vergessen werden: Frische, naturbelassene Nahrungsmittel heben unsere Stimmung, machen uns munter und wir fühlen uns voller Elan und Freude. Ach ja: Kleine Ausrutscher sind nicht von Bedeutung, sondern gehören zum Leben. Wichtig ist die konsequente Rückkehr zu den uns guttuenden Nahrungsmitteln.
Während der Fastenzeit übe ich intensiver als sonst Yoga. So findet eine Reinigung von innen und außen statt. Auch die Meditation am Morgen verstärkt die Klarheit und das Durchhaltevermögen. All diese Dinge sind mir während des Jahres schon zur Gewohnheit geworden, doch da gibt es immer wieder mehr Ausnahmen und auch mehr von allem. Daher erfreue ich mich jedes Jahr an dieser Form des Innehaltens, des Bewusstwerdens und der Reduzierung und an dem Reinigungsprozess, der dadurch einsetzt.

Sauer macht lustig? Im Gegenteil!

Schlafprobleme, Müdigkeit, stumpfe Haare, brüchige Nägel, eine erhöhte Infektanfälligkeit, Verstopfung, Blähungen, Cellulite, Mundgeruch oder eine häufig belegte Zunge, Knochen-, Muskel- und Gelenkschmerzen, Nierensteine, Verspannungen oder Sodbrennen sind nur einige Zeichen einer möglichen Übersäuerung und dafür, dass es unserem Körper zu viel wird. Dann ist es an der Zeit, die eigene »Körperbalance« wiederherzustellen.
Die erste und gleichzeitig einfachste Maßnahme bei Übersäuerung ist, die Zufuhr basischer Lebensmittel deutlich zu erhöhen und gleichzeitig diejenige von stark säurebildenden Lebensmitteln entsprechend zu reduzieren.
Für die Entsäuerung benötigt unser Körper eine ausreichende Menge an Mineralstoffen, die Basen genannt werden. Basen sind in der Lage, die Säuren zu neutralisieren, damit sie den Organen nicht schaden. Sie sollten daher dem Körper täglich in Form einer überwiegend pflanzlichen und basischen Ernährung ausreichend zur Verfügung stehen. Wichtig ist außerdem, über den Tag verteilt einen Liter Kräutertee und 1,5 bis 2 Liter Wasser zu trinken sowie einen Teelöffel Mineralstoffe (aus der Apotheke) einzunehmen. Erhält der Organismus nämlich über die Nahrungszufuhr zu wenige Basen, entnimmt er die benötigte Menge seinen eigenen Basendepots in Bindegewebe, Knochen, Knorpel, Sehnen, Zähne und Haarboden.
Der Säuregrad des Körpers lässt sich übrigens mithilfe eines pH-Teststreifens aus der Apotheke über den Urin ganz einfach messen. Der pH-Wert eines relativ gesunden Menschen ist in der Regel morgens leicht sauer (pH-Wert 6,5 bis 6,8), wird zum Mittag hin neutral (pH-Wert 7) und sollte abends leicht basisch sein (pH-Wert über 7).

Basische Voll- und Fußbäder

Eine Übersäuerung des Körpers entwickelt sich nicht plötzlich, sondern manifestiert sich über einen langen Zeitraum. Meist vergehen viele Jahre, bis der Körper entsprechende Symptome aufzeigt. Aufgrund der jahrelangen Säurezufuhr reicht dann eine basenüberschüssige Ernährung alleine nicht aus, um die eingelagerten Schlacken zu beseitigen. Kleine Hilfsmittel, wie zum Beispiel ein regelmäßiges Basenbad, sind dann die Zauberformel.

Der pH-Wert eines Basenbades entspricht in etwa dem des Fruchtwassers im Mutterleib. Mit einem pH-Teststreifen aus der Apotheke kannst du die Veränderung des pH-Werts während des Badens genau verfolgen. Er kann bis zu zehnmal saurer werden, also bis auf pH 7,5 absinken.
Für ein Vollbad löst du drei Esslöffel basisch-mineralisches Badesalz aus der Apotheke, dem Reformhaus oder dem Bioladen in einer Wanne mit 36–38 °C warmem Wasser auf. Beim Fußbad kann die Wassertemperatur auch höher sein (38–41 °C). Dann genügt auch ein Teelöffel Badesalz. Wie lang du Körper oder Füße badest, bleibt dir überlassen. Mindestens 30 Minuten sollten es aber sein.
Für eine normale Entschlackungskur über sechs bis zwölf Monate empfehlen sich ein bis zwei Vollbäder von jeweils 30–60 Min pro Woche und ein Fußbad von 15–30 Minuten abends. Während des Badens solltest du deine Füße, Hände, Zehen und Unterschenkel mehrmals in Ausscheidungsrichtung, also vom Rumpf Richtung Zehen und Finger, bürsten, um den Abtransport der Schlacken zu unterstützen..

Ölsaugen

Ölsaugen aktiviert die Lymphe, wirkt entgiftend und entsäuernd. Am besten täglich einen Esslöffel kalt gepresstes, leicht erwärmtes Sesamöl zehn Minuten lang im Mund hin und her bewegen. Dann ausspucken.

Schmerzen vorbeugen

Basenbildner	Säurebildner
Gemüse, Kartoffeln, Obst (auch saures wie Zitronen), Salate, Kräuter, Kräutertees, Obstessig, Obst- und Gemüsesäfte, Trockenfrüchte, Sprossen, Samen, Pilze, kalt gepresste Pflanzenöle, Sesam, Hirse, Amaranth, Linsen, Algen, basische Frühstücksbreie	Fleisch, Wurst, Fisch, Eier, Süßigkeiten, Reis, Käse, Weißmehlprodukte, Nudeln, Nüsse (außer Mandeln und Walnüsse), Quark, Joghurt, Hülsenfrüchte, Nikotin, Alkohol, Schwarztee, Früchtetee, Kaffee, Medikamente, Senf, Essig, Getreideprodukte, billige Salatöle, Gebäck, Tofu

Elisabeths bewährte Detoxrezepte

Spinat-Smoothie

ZUTATEN
FÜR 1 PORTION:
¼ BANANE
½ APFEL
1 KLEINE HAND VOLL BABYSPINAT
1 STÄNGEL PETERSILIE
1 STÄNGEL BELIEBIGE KRÄUTER
1 DÜNNE SCHEIBE INGWER

1 Banane schälen und in Scheiben schneiden. Apfel waschen, vierteln und das Kerngehäuse entfernen. Fruchtfleisch würfeln.

2 Spinat und Kräuter waschen. Mit 100 ml Wasser in den Mixer geben und 1–2 Minuten mixen.

3 Banane-, Apfelstücke sowie den Ingwer dazugeben und erneut mixen, bis ein homogener Drink entstanden ist.

4 Wenn der Smoothie zu dickflüssig ist, mit Wasser verdünnen. Wenn er zu dünn ist, noch ein Stückchen Banane dazugeben.

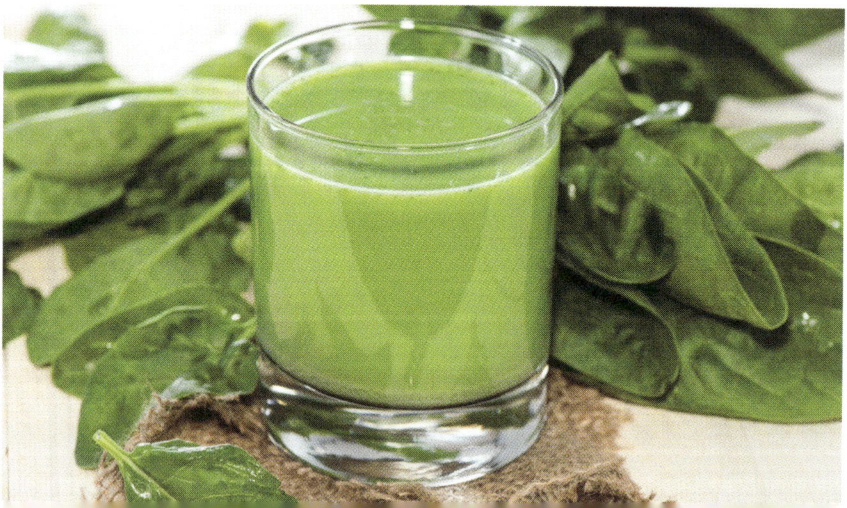

Portulak-Ananas-Smoothie

ZUTATEN
FÜR 1 PORTION:
- 1/4 APFEL
- 1/4 REIFE BANANE
- 1 STÜCK ANANAS
- 1 KLEINE HANDVOLL PORTULAK
- 1 DÜNNE SCHEIBE INGWER
- 1/2 TL MANDELMUS (OPTIONAL)
- CA. 100 ML WASSER

1. Die Früchte waschen beziehungsweise schälen und würfeln.
2. Portulak mit 100 ml Wasser 1–2 Minuten mixen.
3. Zerkleinerte Früchte, Ingwer und Mandelmus zugeben und nochmals kräftig durchmixen.

Ananas-Weißkraut

ZUTATEN
FÜR 4 PORTIONEN:
- 400 G WEIßKRAUT
- 1 ROTE PAPRIKA
- 1 STANGE STAUDENSELLERIE
- 1/2 ANANAS
- 2 CM INGWERWURZEL
- 1/2 TL KREUZKÜMMEL
- 1/2 TL ZIMT
- 1 PRISE CHILI
- SALZ
- 1 EL AGAVENDICKSAFT
- 1 EL APFELESSIG
- 1/4 L GEMÜSEBRÜHE
- 1 EL RAPSÖL, GHEE ODER KOKOSÖL

1. Gemüse waschen, putzen und in mundgerechte Stücke schneiden. Ananas schälen, den harten Strunk entfernen und das Fruchtfleisch in Würfel schneiden. Ingwer schälen und fein hacken.
2. Staudensellerie, Ingwer und Paprika in wenig Wasser 2 Minuten dünsten, Weißkraut zugeben und 2 weitere Minuten dünsten. Dann Ananas, Gewürze, Salz, Agavendicksaft, Essig und Gemüsebrühe hinzufügen und zugedeckt ca. 30 Minuten köcheln lassen. Vor dem Servieren das Öl zugeben und abschmecken.
3. Dazu passt als Beilage 200 g Hirse (perfektes Kohlenhydrat), mit Kurkuma, Kreuzkümmel und Galgant gewürzt.

Spargel mit Mango-Zitronencreme

ZUTATEN
4 PORTIONEN:
- 1 KG SPARGEL
- ½ BUND PETERSILIE
- 1 ZITRONE
- SALZ
- 1 TL AGAVENDICKSAFT
- 1 MANGO
- 50 ML KOKOSMILCH
- CAYENNEPFEFFER

1 Spargel waschen und schälen. Petersilie und Zitrone waschen. Die Hälfte der Zitrone in Scheiben schneiden.

2 In einem großen Topf Wasser zum Kochen bringen, Spargel mit Petersilie, Zitronenscheiben, Salz und Agavendicksaft zugeben und ca. 15 Minuten garen.

3 Für die Mangocreme Mango schälen und das Fruchtfleisch in kleine Würfel schneiden. Mit der Kokosmilch und etwas Zitronensaft pürieren und mit Cayennepfeffer und Salz abschmecken.

4 Den Spargel aus dem Wasser heben und auf einer vorgewärmten Platte mit Mango-Zitronencreme anrichten.

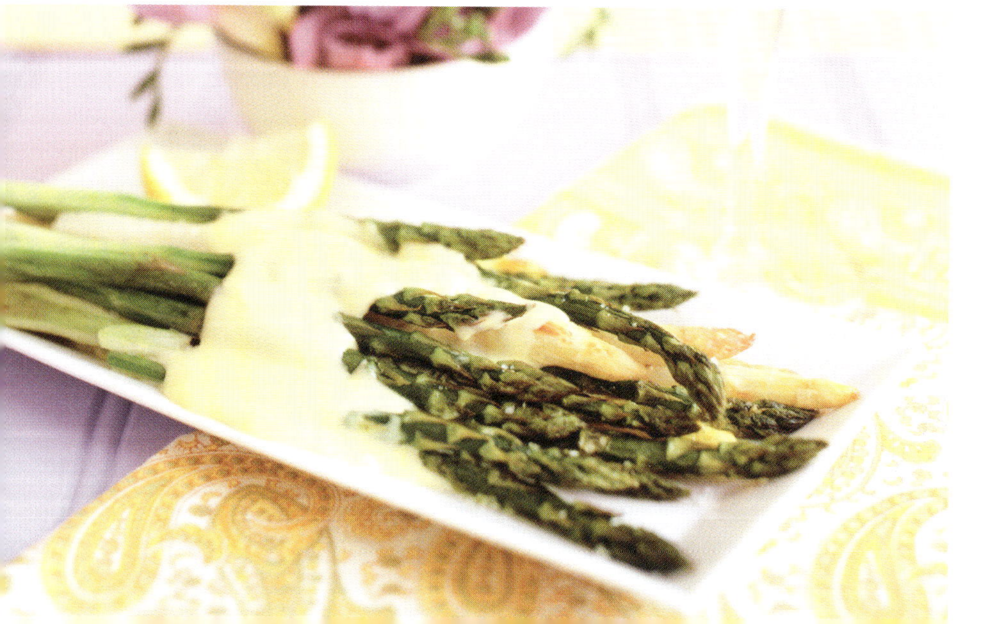

Kartoffel-Lauch-Cremesuppe

1 Karotte, Sellerie, Petersilienwurzel, Pastinake und Kartoffeln waschen, schälen und in Stücke schneiden. Lauch waschen und das Weiße in Ringe schneiden. Zwiebel und Ingwer schälen und fein hacken.

2 Zwiebel und Ingwer in etwas Wasser andünsten, 1 Liter Wasser, Wurzelgemüse und Lauchringe zugeben, salzen und alles ca. 25 Minuten köcheln lassen.

3 In der Zwischenzeit das Lauchgrün in Ringe schneiden und in heißem Öl bei milder Hitze 5 Minuten sanft anbraten. Salzen und pfeffern.

4 Kokosmilch zur Suppe geben, kurz aufkochen lassen, mit dem Mixstab pürieren und mit Salz und Pfeffer abschmecken. Mit Lauchringen bestreuen.

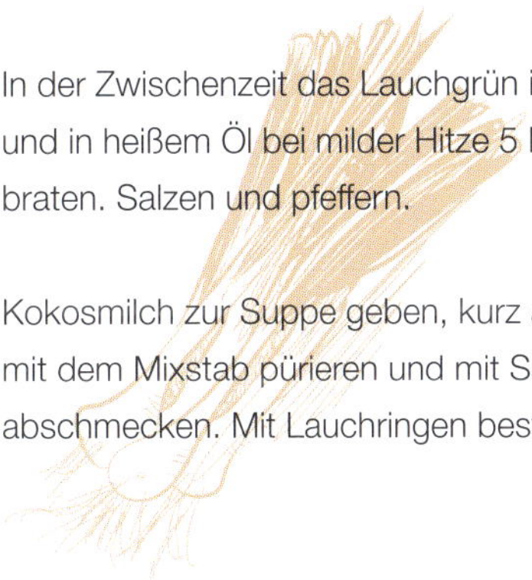

ZUTATEN

FÜR 4 PORTIONEN:
1 KLEINE KAROTTE
1 KLEINES STÜCK KNOLLENSELLERIE
1 KLEINE PETERSILIENWURZEL
1 KLEINE PASTINAKE
750 G MEHLIGE ODER HALB MEHLIGE KARTOFFELN
3 STANGEN LAUCH
1 ZWIEBEL
1 KLEINES STÜCK INGWER
100 ML KOKOSMILCH (UNGESÜẞT)
2 EL RAPSÖL, GHEE ODER KOKOSÖL
1 GESTR. TL KURKUMA
½ TL KREUZKÜMMEL
1 PRISE CHILI
SALZ, PFEFFER

Zitronenspinat

1 Spinat waschen. Zwiebel schälen und fein würfeln. Zitrone waschen. Mit einem Zestenschneider feine Streifen abschälen, dann die Zitrone halbieren und den Saft auspressen. Thymianblättchen abzupfen.

2 Zwiebelwürfelchen und Zitronenzesten in etwas Wasser 5 Minuten dünsten. Spinat und Thymian zugeben und weitere 5 bis 7 Minuten garen. Mit Salz, Pfeffer und Zitronensaft würzen.

ZUTATEN

4 PORTIONEN:
800 G SPINAT
1 ZWIEBEL
1 ZITRONE
2 STÄNGEL ZITRONENTHYMIAN
SALZ, PFEFFER

MITTEL, DIE DEN DETOX-

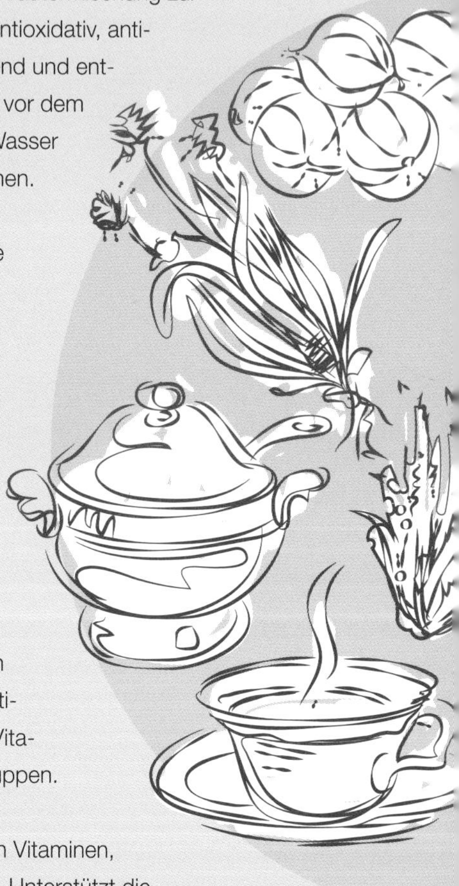

Triphala: Ayurvedische Kräutermischung zur sanften Entschlackung. Wirkt antioxidativ, antiseptisch, entzündungshemmend und entsäuernd. Täglich 1 TL Triphala vor dem Schlafengehen in warmes Wasser einrühren und einnehmen.

Flohsamenschalen: Der hohe Anteil an verdauungsfördernden Ballaststoffen wirkt ausgleichend bei ballaststoffarmer Ernährung, reguliert die Darmtätigkeit und bremst das Hungergefühl. Jeden Morgen auf nüchternen Magen 1 TL in 1 Glas Wasser eingeweichte Flohsamen trinken.

Chiasamen: Ballaststoffreich, cholesterinfrei, reich an Omega-3- und Omega-6-Fettsäuren. Die Samen enthalten hochwertiges Protein, Antioxidanzien, Mineralstoffe und viele Vitamine. Ideal zum Beimischen in Suppen.

Aloe-Vera-Saft: Reich an Vitaminen, Mineralstoffen und Spurenelementen. Unterstützt die Zellerneuerung und die körpereigenen Abwehrkräfte.

Matcha: Das fein gemahlene Grünteepulver verleiht Energie und ist reich an Antioxidanzien.

PROZESS UNTERSTÜTZEN

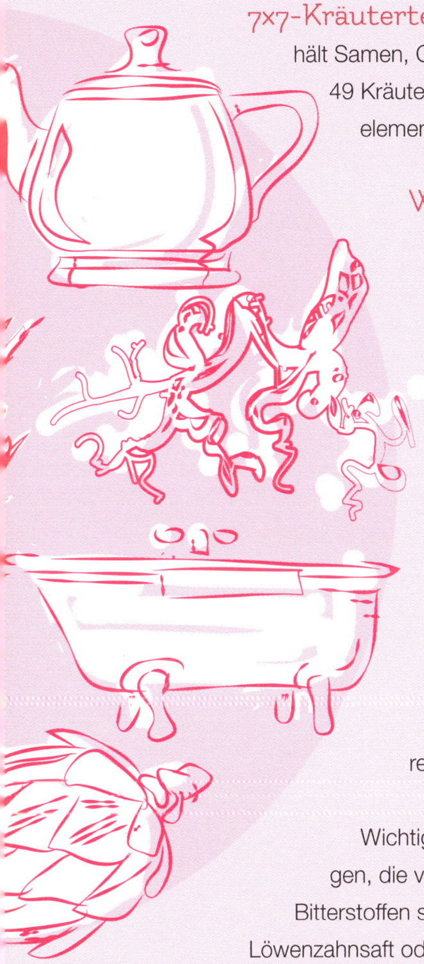

7x7-Kräutertee: Basisch, entschlackend, enthält Samen, Gewürze, Wurzeln und Blüten von 49 Kräutern und somit eine Fülle an Spurenelementen und Mineralstoffen.

Wurzelkraft: Enthält neben wertvollen Blütenpollen ein Pflanzengemisch aus 100 Zutaten wie Kräutern, Gemüsen, Früchten, Gewürzen, Samen und Salaten. Wirkt basisch und hilft, durch den Tee gelöste Schlacken auszuscheiden.

Basensalz: Unterstützt die Ausscheidung von Giftstoffen und Schlacken über die Haut. Für Vollbäder, Fußbäder oder Leberwickel.

Bitterstoffe: Wirken stimulierend auf die Verdauung, führen zu einem schnelleren Sättigungsgefühl und reduzieren somit Heißhunger.

Wichtig ist auch die Schleimbildung im Magen, die verdauungsfördernd wirkt. Reich an Bitterstoffen sind zum Beispiel Artischocken- und Löwenzahnsaft oder Schwedenbitter.

Detox-Yoga

Die reinigende Wirkung der Detox-Ernährung wird durch spezielle Detox-Yoga-Übungen, die ebenfalls eine reinigende Kraft haben, äußerst wirkungsvoll unterstützt. Denn für die optimale Entschlackung und Entgiftung ist Bewegung essenziell. Stimmen Trainingsdauer und -intensität, wird unmittelbar mit den eingelagerten Fettreserven auch ein Teil der im Gewebe befindlichen Schlacken verbrannt beziehungsweise herausgeschwitzt. Um überflüssige Säuren zu vermeiden und gelöste Säuren abzutransportieren, empfehlen wir bei uns im Studio täglich mindestens 30 Minuten sanftes Yoga. Durch die Asanas (Körperhaltungen) wird der Kreislauf in Schwung gebracht, die gesamte Zirkulation verbessert und damit unterstützt du auch das Lösen und Ausscheiden der Schlacken. Yoga fördert die Durchblutung und damit auch die Funktionstüchtigkeit der am Entgiftungsprozess beteiligten Organe (Schilddrüse, Darm, Leber, Niere, Bauchspeicheldrüse, Milz). Zugleich wirken die Asanas wie eine innere Massage, die den Stoffwechsel anregt und neue Energie schenkt. Muskeln und Gelenke werden von vielen Ablagerungen wie Kalziumkristallen entschlackt. Die Darmperistaltik und die Tätigkeit der übrigen Verdauungsorgane werden gefördert. Hormone, die den Körper unterstützen, werden aktiviert, Mineralien, die den Körper nähren, werden angeregt und der gesamte Organismus wird wieder mit Energie aufgeladen.

Die folgenden fünf Haltungen von Madeleine helfen dir, deinen Körper zu reinigen. Achte während des Übens bewusst darauf, mit deinem Atem in Verbindung zu bleiben. So spürst du, ob die Anzahl der Wiederholungen und die Intensität der Asanas für dich in diesem Moment stimmig ist.

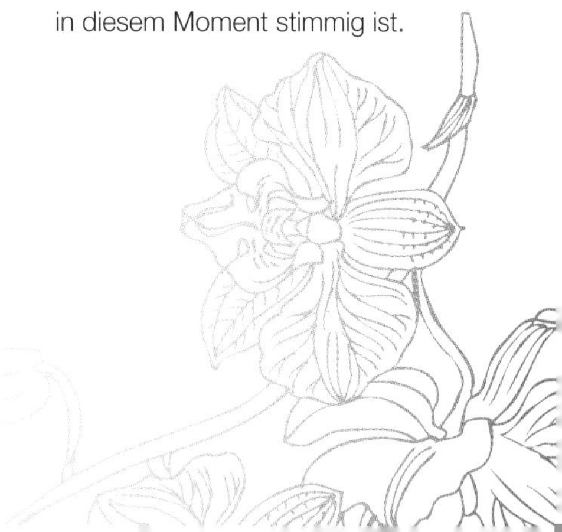

Gegrätschte Vorbeuge

Regt die Blutzirkulation durch den Körper an, stimuliert die Lymphdrüsen, massiert die Bauchorgane und regt die Verdauung an.

* Du stehst mit gegrätschten Beinen fest auf dem Boden. Die Fußaußenkanten stehen parallel zum Mattenrand.
* Platziere die Fingerspitzen unter den Schultern auf den Boden. Lass den Kopf locker hängen.
* Halte die Position 3–5 tiefe Atemzüge lang.

Gedrehte Stuhlhaltung

Stärkt und kräftigt die gesamte Beinmuskulatur. Massiert die Bauchorgane und fördert die Verdauung. Unterstützt den Abtransport von Giftstoffen.

* Du stehst aufrecht mit tief gebeugten Knien. Lege die Handflächen vor dem Herz zusammen.
* Drehe den Oberkörper nach rechts und lege den linken Oberarm an die Außenseite des rechten Knies.
* Halte die Position 3–5 tiefe Atemzüge lang. Komm dann zurück zur MItte und wechsle die Seite.

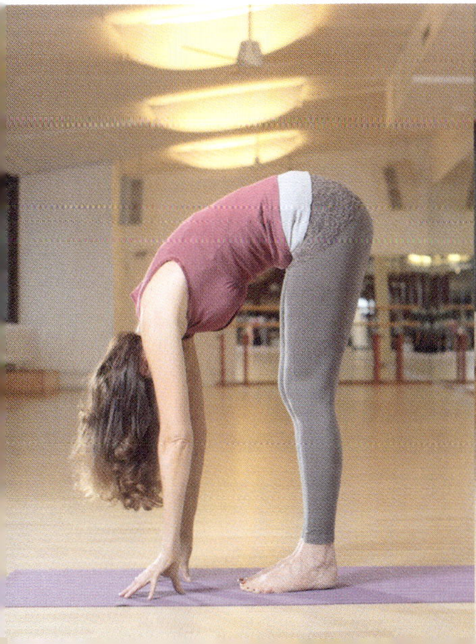

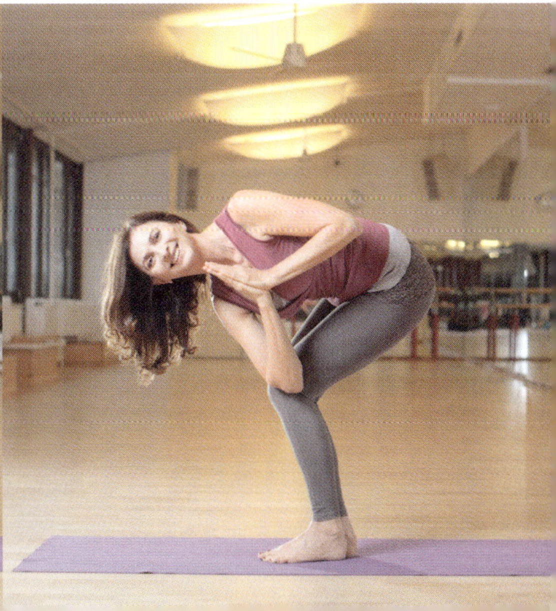

Drehsitz

Massiert die Organe im Unterleib und fördert somit die Verdauung und die Ausscheidung von Giftstoffen.

* Geh in den Fersensitz und platziere das Gesäß neben die linke Ferse.
* Hebe das rechte Bein über das linke und setze den rechten Fuß neben den linken. Knie aufstellen.
* Umgreife nun mit der linken Hand das rechte Knie und drehe den Oberkörper nach rechts.
* Halte die Position 3–5 Atemzüge. Kehre dann zurück zur Mitte und dreh dich zur anderen Seite.

Heuschrecken-variation

Kräftigt den gesamten Rücken und bringt Druck auf die Bauchmuskulatur und die Organe. Das unterstützt die Verdauung und den Lymphabfluss.

* Verschränke in der Bauchlage die Handflächen hinter dem Rücken ineinander.
* Hebe dann Brustkorb und Beine vom Boden ab.
* Verweile 3–5 Atemzüge in dieser Haltung.

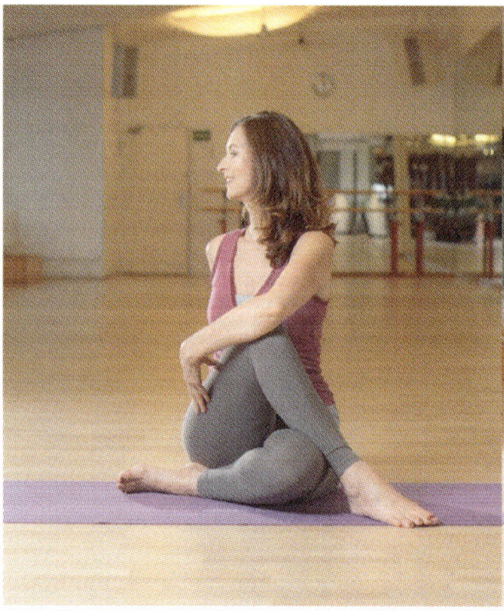

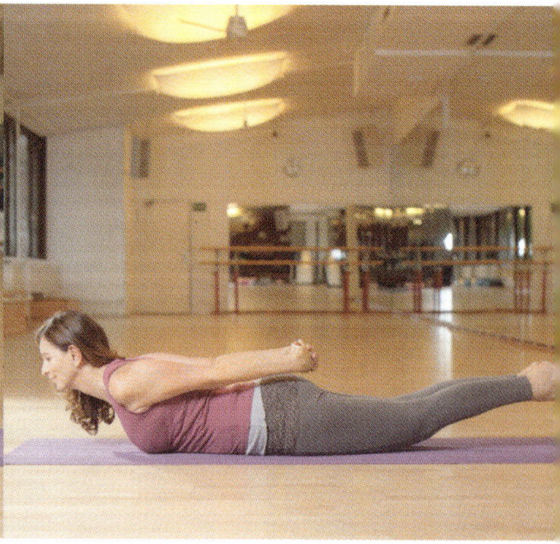

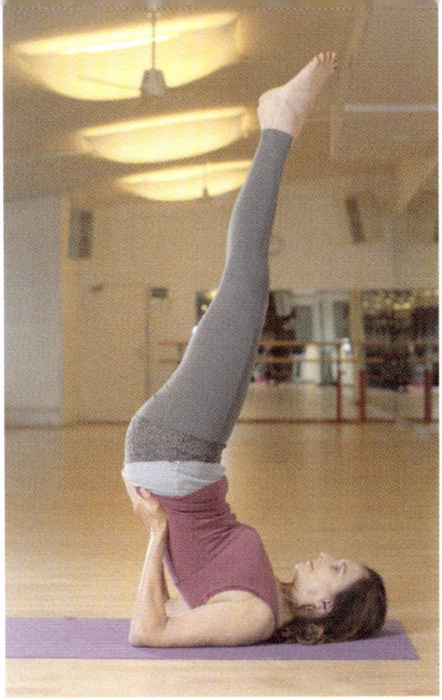

Schulterstand

Nimmt Druck von den Entgiftungsorganen und fördert so ihre Durchblutung. Entfernt Giftstoffe aus Blutbahn und Lymphsystem. Wirkt positiv auf Zucker-, Fett- und Bindegewebsstoffwechsel.

* Du liegst mit geschlossenen Beinen auf dem Rücken. Die Handflächen zeigen zum Boden.
* Hebe nun mit langsamer, fließender Bewegung zuerst die Beine, dann auch das Becken an. Leg dabei deine Hände an den unteren Rücken, um den Körper in der Haltung zu unterstützen.
* Streck die Beine Richtung Decke. Dabei drückst du den Hinterkopf in die Matte. Wenn du Nackenbeschwerden hast, leg eine Decke unter die Schultern.Verweile so 5–10 Atemzüge.

Feueratem

Atemtechniken wie diese vermindern den Kohlendioxidgehalt im Blut und wirken somit einer Übersäuerung entgegen. So geht's:

- Sitze bequem und aufrecht, halte die Augen sanft geschlossen. Atme 4 Sekunden entspannt ein (dabei Bauch raus), dann 4 Sekunden entspannt aus (Bauch rein). Im Wechsel etwa 8 Atemzüge.
- Nun beginne mit der Feuer-Atmung: Atme sehr schnell aus (ca. ¼ Sekunde) und doppelt so langsam entspannt ein (meist reicht es aus, den Atem von selbst einströmen zu lassen). Wiederhole das etwa 50-mal.
- Atme 3- bis 4-mal normal ein und aus und wiederhole das Ganze noch 2- bis 3-mal.

Detox Wellness

Basische Beauty-Anwendungen vom Profi eignen sich zur intensiven Entlastung des Körpers, zur Vorbeugung von Muskelkater nach intensivem Training, zur Regeneration sowie zur Unterstützung bei Hautproblemen. Sie befreien die Haut von angesammelten Säuren und entlasten dadurch die Ausscheidungsorgane Nieren, Darm und Lunge.
Unsere bevorzugten Anwendungen zur Unterstützung der Entsäuerung während des Detox-Programms bestehen aus einer Kräuterstempelmassage, einer Detox-Gesichtsbehandlung mit anschließender Fußmassage.

Die Zwölf-Kräuter-Mischung

Zwölf Kräuter…	… und ihre Wirkung
Birkenblätter	Blutreinigend
Bohnenkraut	Krampflösend
Boretschkraut	Ausscheidungsfördernd
Beinwellkraut	Abheilend, zellbildend
Huflattichblätter	Entzündungshemmend, hautreinigend
Gänsefingerkraut	Krampflösend, beruhigend
Himbeerblätter	Schweißtreibend, entschlackend
Hopfenblüten	Beruhigend, entspannend
Kerbelkraut	Blockadenlösend
Lavendelblüten	Beruhigend, entspannend
Rosmarin	Krampflösend, kreislaufanregend
Schachtelhalm	Heilungsfördernd, hautreinigend

Basische Kräuterstempelmassage

Bei dieser Behandlung wird zunächst am ganzen Körper hochwertiges Ingweröl mit basischem Salz einmassiert. Das optimale Basensalz weist ein ausgewähltes Edelsteingemisch auf, wodurch mögliche Blockaden der Chakren und Meridiane gelöst und der Energiefluss angeregt werden. Anschließend erfolgt eine angenehme und wirkungsvolle Massage mit warmen, frisch zubereiteten Kräuterstempeln. Die Mischung der Stempelkräuter beruht auf den Erfahrungen der Pflanzenheilkunde und entfaltet ihre Wirkung durch Erwärmung und Durchfeuchtung. Die Anwendung wirkt durchblutungsfördernd, stoffwechselaktivierend und intensiv entschlackend.

Detox-Gesichtsbehandlung

Eine Stunde klassische Gesichtsbehandlung mit Aloe Vera und speziellen Wirkstoffen entschlackt das Gewebe und vitalisiert die Haut im Gesicht: Eine Rhassoulerde-Gesichtspackung reinigt und pflegt auch die empfindliche Haut. Spezielles Detox-Öl aktiviert den Hautstoffwechsel und den Lymphfluss und löst Ablagerungen in Gefäßen und Gewebe. Die Gesichtshaut wirkt klarer, glatter, fester, durchbluteter und elastischer!

Detox-Fußmassage

In der Naturkunde gelten die Füße als »Hilfsnieren«, denn sie können über die drüsenreichen Fußsohlen Stoffwechselendprodukte, Säuren und Gifte ausscheiden. Dieser Prozess wird durch eine Fußmassage mit speziellem Detox-Öl und frischem Aloe-Vera-Blatt, das eine tiefere Aufnahme des Öles in die Haut bewirkt, noch gefördert.

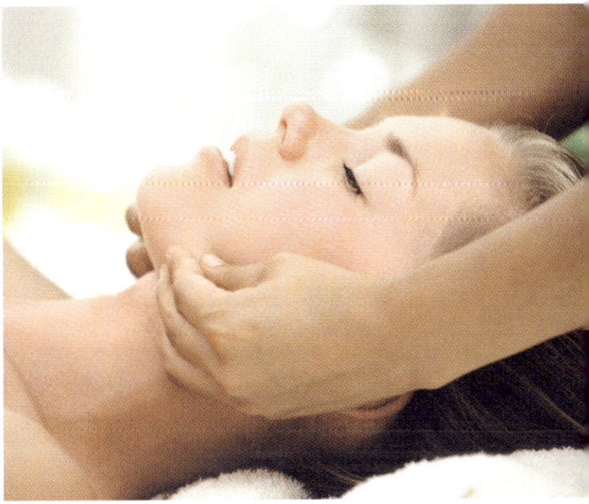

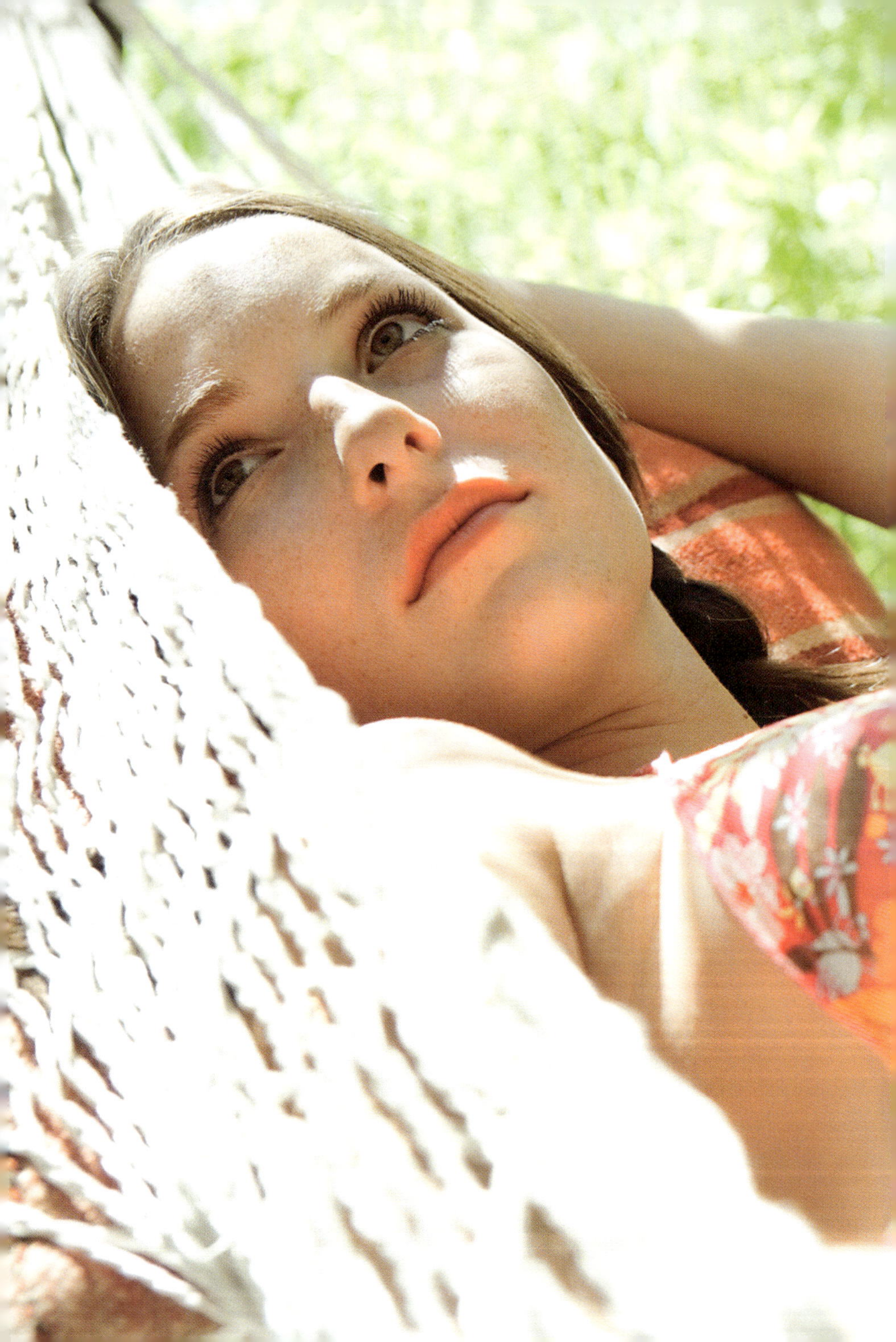

Entspannung und Ausgleich

Wir brauchen in unserer hektischen Zeit Orte zum Wieder-runter-Kommen, zum Relaxen und Batterien-Aufladen. Ich selbst verbringe meine Freizeit seit einiger Zeit in Kössen/Tirol. Dort bin ich viel in der Natur. Meinen dortigen Yogaraum teile ich mit Martina, einer Tiroler Yogalehrerin. Sie ist eine geerdete Bäuerin und Gärtnerin und schafft mir die Verbindung von der Stadt zum Lande. Du kannst Entspannung aber auch zu Hause suchen, mithilfe spezieller Techniken, Sport oder Meditation. Finde die Ruhe und nimm sie auf!

Von gutem und schlechtem Stress

Stress ist ein Wort, mit dem wir automatisch Negatives verbinden. Doch sogenannte Stressoren, also Reize, die von innen oder außen kommen und auf uns wirken, können auch gut sein. Eustress ist ein positiver Reiz. Das hast du sicherlich schon erlebt: Eine Aufgabe fordert dich so richtig und bringt dich an deine Grenzen. Aber wenn du sie bewältigt hast, bist du richtig stolz auf dich. Das ist zuerst einmal ein schönes Erlebnis. Zum negativen Distress kommt es erst dann, wenn du dich nach der Hektik nicht regenerieren kannst oder die Aufgabe unlösbar ist und du deshalb negative Folgen erwartest.
Positiver Stress erhöht die Aufmerksamkeit und fördert die Leistungsfähigkeit. Andauernde Aufmerksamkeit und ständige Adrenalinausschüttung jedoch lassen uns nicht mehr abschalten und schlagen schließlich ins Gegenteil um. Wir stehen ständig unter Strom, können uns nicht mehr richtig konzentrieren, setzen uns noch mehr unter Druck … Im schlechtesten Fall endet die Spirale in einem Burn-out.

Burn-out trübt die Sinne

Es gibt viele Studien und Texte zu Burnout und allen ist gemein, dass sie ihn als einen Erschöpfungszustand betrachten, der durch Überlastung bei der Arbeit hervorgerufen wird.
Die Empfehlungen zur Bewältigung eines Burn-outs sind ebenso vielfältig wie seine Symptome (anhaltende emotionale Erschöpfung, das Gefühl, die eigene Arbeit sei ineffektiv und sinnlos geworden, Schlafstörungen und vieles mehr): Stressreduktion, Work-Life-Balance, Entspannungsmethoden, Sport, Meditation, psychologische Betreuung sind nur einige von vielen Werkzeugen. Doch wie gesagt, wissenschaftliche Texte zu Burn-out

gibt es viele. Ich möchte einmal anders an das Thema herangehen: In vielen Worten, die in Zusammenhang mit einem Burn-out fallen, steckt das Wort »Sinn«: Die Arbeit ist sinnlos, sie hat nichts Sinnstiftendes, man vermisst jede Sinnlichkeit und Sinnhaftigkeit und man kommt nicht mehr zur Besinnung ... Was hat der Sinn nur mit Burn-out zu tun? Ganz einfach: Burn-out und Stress trüben die Sinne.

Sinn 1: unser Auge

Ähnlich wie auf der Flucht oder Jagd fokussieren wir, wenn wir unter Stress stehen, nur noch ein Ziel. Unser Sichtfeld wird auch im übertragenen Sinn enger: Uns fehlt der Weitblick, wir erkennen andere Wege und Möglichkeiten nicht mehr. Wir sind nur noch darauf fokussiert zu funktionieren, den Blick starr nach vorne zu richten – und werden blind für kreative Lösungen.

Sinn 2: unser Gehör

Oft geht ein Burn-out mit Ohrgeräuschen oder einem Tinnitus einher. Manchmal auch ohne tatsächliche Lärmeinwirkung. Auch wenn es um uns herum ruhig ist, lärmen die Gedanken unablässig in unserem Kopf, sodass wir am Ende Dinge hören.

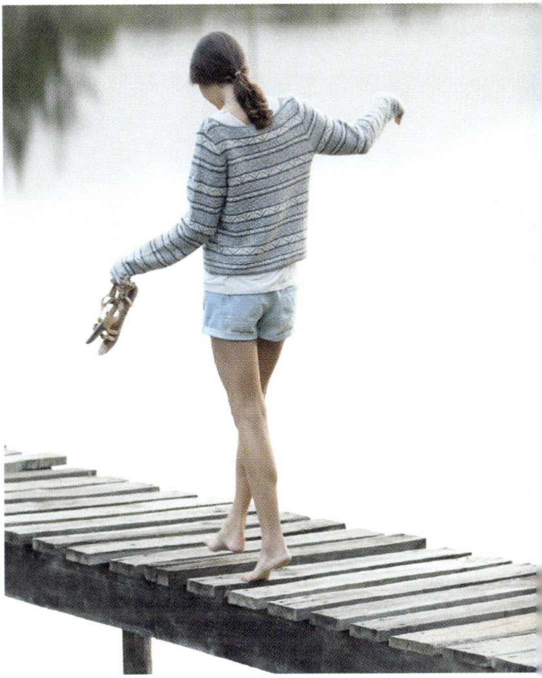

Sinn 3: unser Gleichgewichtssinn

Auch Schwindelgefühle können ein Symptom für den Burn-out sein. Der Körper zeigt uns, was wir geistig verdrängen. Die Gedanken kreisen in unserem Kopf, wir müssen so viele Aufgaben bewältigen, dass uns schwindlig wird. Wir schwindeln uns selbst an, indem wir uns vormachen, alles im Griff zu haben. In Wahrheit ist unser Gleichgewicht aus den Fugen geraten, die Balance stimmt nicht mehr.

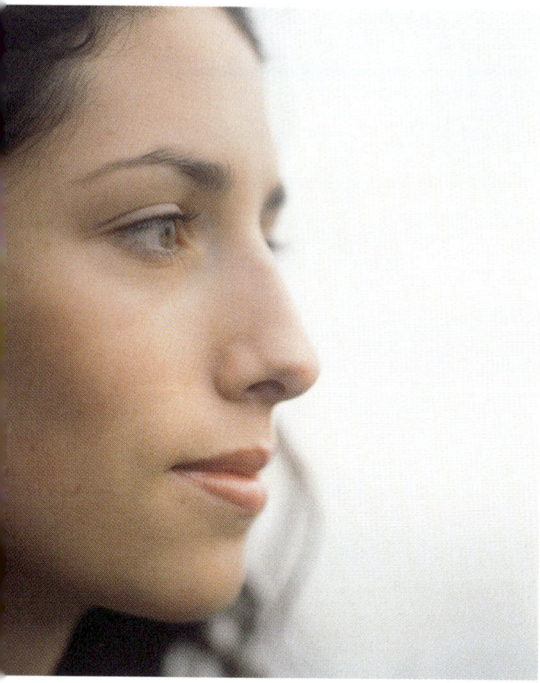

Sinn 4: unser Gefühl

Wir werden feinfühliger, reagieren schneller auf äußere und innere Reize. Wir reagieren gereizt auf Mitmenschen und Kollegen und spüren Unbehagen in unserem Körper schneller. Chronische Schmerzen, Kopfweh, Rückenschmerzen und Magenverstimmungen können Zeichen für einen Burn-out sein. Wir haben keinen Appetit mehr oder essen zügellos. Das Gefühl für einen sinnvollen Umgang mit dem Körper ist uns abhandengekommen.

Die Sinne zum Leben erwecken

Die Störung unserer Sinne ist der Beginn einer Spirale. Wir haben keinen Sinn mehr für unseren Partner oder empfinden wichtige soziale Kontakte als belastend. Wir fragen uns nach dem Sinn unseres Tuns, nach dem Sinn unserer Arbeit, unseres Strebens, dem Sinn unseres Selbst.

Was aber können wir tun, um der Spirale der Sinnlosigkeit zu entkommen? Wie können wir die Sinnlichkeit in unseren Beziehungen, im Genießen von Speisen, im Umgang mit unserem Körper und in unseren Gedanken wiederfinden? Wie kommen wir wieder zur Besinnung und finden wieder Sinn in unserem alltäglichen Tun?

Ein erster Schritt ist das Erkennen. Das Erkennen, dass wir »nur« in einer Zwickmühle stecken und dass unser Leben nicht gänzlich sinnlos ist. Ein zweiter Schritt ist die Ruhe. Zur Ruhe zu kommen, sich auf sich selbst zu besinnen, und darauf, was seine eigenen Sinne erhält. Welche Musik ist ein Schmaus für die Ohren? Bei welchem Anblick geht uns das Herz auf? Was weckt unsere Gefühle und bringt uns ins Gleichgewicht? Doch alles mit Maß und Ziel! Ein zu viel an Arbeit an der eigenen Sinnhaftigkeit stellt deren Sinn sofort wieder in Frage. Also geh alles mit Ruhe an!

Ruhe hat viele Gesichter.

Im Grunde hilft dir alles, was du in diesem Buch liest, Stress zu vermindern. Einen echten Effekt auf das vegetative Nervensystem aber haben vor allem Körperbehandlungen, die dich wieder in die Balance bringen, Meditation, Yoga und Progressive Muskelentspannung. Ist das vegetative Nervensystem wieder im Gleichgewicht und ist die Ausschüttung von Adrenalin und Noradrenalin im Lot, kannst du auch so adrenalintreibende Sportarten wie Zumba, Functional Training oder Langlauf betreiben – solange du es nicht übertreibst. Und auch die sozialen Kontakte sind wichtig. Triff dich mit Freunden, pflege Netzwerke und genieße jeden Tag mit allen Sinnen!

Helfersyndrom bekämpfen

Wer zu den leidenschaftlichen »Helfern« gehört, ist besonders von Burnout bedroht. Denn Helfer ziehen Menschen an, die Energie rauben. Helfer wollen helfen. Sie bieten ihre Hilfe an, wann immer sie können. Dabei vergeuden sie oft Zeit, weil viele »Räuber« unverbesserlich sind und sich gar nicht helfen lassen wollen. Vielleicht wollen sie nur erzählen. Helfer geraten oftmals in Stress, weil sie mit den Problemen anderer beschäftigt sind. Sie können nicht schlafen, weil sie über die verfahrene Situation anderer nachdenken. Helfern muss geholfen werden.

Hast du dich in diesen Zeilen wiedererkannt? Dann mach dir klar, dass du als Helfer oft unachtsam behandelt wirst. Lerne Übergriffe zurückzuweisen und schütze dich. Das hat nichts mit mangelndem Mitgefühl zu tun. Das hilft:

1 Grenz dich ab!

2 Sag Nein!

3 Benenne klar, dass du bestimmte Dinge nicht hören willst!

4 Lass das Problem da, wo es hingehört!

5 Schalte Schuldgefühle ab!

6 Lass dir kein schlechtes Gewissen einreden!

Progressive Muskelentspannung

Die Progressive Muskelentspannung (PME) oder Muskelrelaxation (PMR) wurde von dem amerikanischen Arzt Edmund Jacobson (1888–1983) entwickelt. Die Methode funktioniert immer nach dem gleichen Schema: Einzelne Körperteile werden erst fest angespannt, danach lange entspannt. Die »Wunderwirkung«: Muskeln, die kurz kräftig angespannt werden, sind unter bestimmten Voraussetzungen nach der Entspannung lockerer als vorher. Die körperliche Entspannung hat Auswirkungen auf den psychischen Zustand. Biochemisch erklärt: Bei Stress wird vermehrt Adrenalin ausgeschüttet, das den Muskeltonus erhöht. Entspannt sich der Körper, wird der »Alarmzustand« beendet und die Adrenalinproduktion verringert. Ist die erreichte Entspannung ausreichend tief, kann eine Spirale weiterer Muskelentspannung und Adrenalinsenkung angestoßen werden.

Entspannung in Kurzform

* Leg dich bequem auf den Rücken. Unterlagere eventuell die Knie mit dicken Kissen. Nimm den Atem bewusst wahr und beobachte ihn.

* Spüre ganz bewusst deine Hände, Unterarme und Oberarme. Wie fühlen sie sich an? Sind Hände, Unterarme und Oberarme locker und entspannt oder eher fest und angespannt? Fühlt sich die rechte Seite genauso an wie die linke?

* Spanne eine Seite fest an, indem du die Hand zu einer Faust ballst und den Arm fest anwinkelst. Mach dir die Spannung bewusst und lass nach ca. 10 Sekunden wieder locker. Vergleiche dann das Gefühl in der rechten und linken Seite.

* Spanne nun die andere Seite ganz fest an und spüre auch dort nach.
* Konzentriere dich jetzt auf Stirn, Augen, Nase, Mund und Kiefer. Bist du im Gesicht ganz entspannt oder legst du vielleicht die Stirn in Falten und beißt die Kiefer aufeinander? Mach dir jetzt die Ist-Situation ganz bewusst.
* Spann dein Gesicht fest an, indem du die Kiefer zusammenbeißt, die Augen zusammenkneifst, die Stirn runzelst und die Nase rümpfst. Lass nach ca. 10 Sekunden wieder locker und vergleiche das Gefühl vor der Anspannung mit dem Gefühl jetzt.
* Konzentriere dich auf die Muskulatur in Schultern, Rücken, Bauch und Gesäß. Ist die Muskulatur dort eher locker oder verspannt?
* Zieh die Fingerspitzen ganz fest in Richtung der Füße und drück die Schulterblätter in die Unterlage. Spann gleichzeitig den Bauch fest an, indem du den Bauchnabel nach innen ziehst und dir vorstellst, du müsstest in eine ganz enge Hose schlüpfen. Kneife dein Gesäß fest zusammen. Mach dir die Spannung bewusst und lass nach ca. 10 Sekunden wieder locker. Vergleiche das Gefühl vor der Anspannung mit dem Gefühl jetzt.
* Spüre nun ganz bewusst deine beiden Beine und Füße. Sind sie locker und entspannt oder eher fest und angespannt? Fühlt sich die rechte Seite so an wie die linke?
* Spann eine Seite fest an, indem du das Bein 5 Zentimeter über dem Boden schweben lässt und dabei die Fußspitze anziehst. Mach dir die Spannung bewusst und lass sie nach ca. 10 Sekunden wieder locker. Vergleiche das Gefühl in der rechten und linken Seite. Spann dann die andere Seite an und spüre auch dort nach.
* Spüre noch einmal deinen Körper als ein Ganzes. Bist du entspannter als vor der Übung? Hat sich dein Atem verändert? Beende die Übung, indem du einschläfst oder indem du 6-mal tief ein- und ausatmest, dich dann streckst, räkelst und langsam aufstehst.

Dem Stress einfach davonlaufen

Entspannung und Ausgleich findest du auch mit Outdoor-Aktivitäten. Bei My Sportlady bieten wir verschiedene Outdoor-Lauftrainings an. Für Anfängerinnen empfehlen wir Walking, weil es ein guter Einstieg ist, aufs Jogging vorbereitet und entspannt. Später kann man dann zum Laufen übergehen.
Was immer wichtig ist: Fang langsam an, sodass du dich noch unterhalten kannst. Die meisten beginnen zu schnell und kommen in Atemnot.
Auch ich liebe es, gemütlich im Wald zu joggen. Damit ich gleichzeitig auch noch etwas für mein Herz tue, lege ich gelegentliche Sprints ein und schon spüre und sehe ich Ergebnisse. Kurze Intervalle in hohen Pulsbereichen zu trainieren ist wirklich sehr effektiv und Herz und Stoffwechsel danken es uns.
Auch wenn man abnehmen will, raten wir bei My Sportlady, kurze intensive Intervalle ins Ausdauertraining einzubauen. Viele Frauen verzweifeln, da sie stundenlang im »optimalen Fettverbrennungsbereich« laufen, ohne viel Gewicht zu verlieren. Sie trainieren einfach mit einer zu geringen Intensität, die nicht zu einer Erhöhung des Grundumsatzes führt. Stattdessen lernt der Körper, Energie einzusparen. Und deshalb passiert auf der Waage nicht wirklich etwas.

Langlaufen

Besonders in der kalten Jahreszeit macht es Sinn, nach draußen zu gehen und sich zu bewegen. Denn gerade in den Wintermonaten fällt es uns schwer, leichtfüßig und fröhlich durchs Leben zu gehen. Die Sonne versteckt sich hinter den Wolken, die grauen Wolken hängen tief und drücken schwer auf die Stimmung. Gerade deshalb heißt es jetzt erst recht rausgehen und frische Luft tanken.
Dafür eignet sich Langlauf hervorragend. Die Sportart ist schnell gelernt

und nicht so gefährlich wie alpines Skifahren. Arme und Beine werden gleichermaßen trainiert, man kann seinem eigenen Tempo folgen und Herz und Kreislauf kommen so richtig in Schwung. Momentan fällt mir keine bessere Sportart ein, um dem Winterblues zu entgehen. Wenn man die Bewegung des Langlaufs verinnerlicht hat, kann man herrlich dahingleiten und meditativ seinem Atem folgen. Einatmen, ausatmen, gleichsam mit der Bewegung der Arme und Beine. Die Länge der Schritte ist konform mit dem Atem. So kommt man in einen Flow, der einen mühelos dahingleiten lässt. Danach ist man verschwitzt, aber glücklich. Wenn es genug Schnee gibt, sollte man daher die Gunst der Stunde nutzen, denn die guten Bedingungen ändern sich viel zu schnell. Selbst meine Mutter, die schon über 80 ist, geht noch auf die Loipe, langsam und vorsichtig natürlich. Selbstverständlich sind wir in München verwöhnt. Aber auch wenn du vor deiner Haustür nicht so günstige geographische Bedingungen vorfindest, solltest du nicht zu Hause bleiben. Wenn du die Gelegenheit nutzt und den Winter in dir aufsaugst, bist du auch besser gegen Miesepeter in deinem Umfeld und deine eigene Unzufriedenheit gewappnet – und gegen Erkältungskrankheiten natürlich auch. Im Grunde genügt schon ein kurzer Blick in den Spiegel, um sich davon zu überzeugen, wie gut es tut, bei jedem Wetter rauszugehen. Die Haut ist frisch durchblutet und rosig, ein Lächeln liegt auf deinem Gesicht … Wenn du dir jetzt noch in Gedanken den Anblick der Natur bewahrst, die schneebedeckten Felder, die glitzernden Schneeflocken auf herabhängenden Ästen oder die kleinen Wellen am Bach, wirst du den nächsten Tag im Büro mit Leichtigkeit begegnen.

Ingwer-Apfel-Tee

Nach dem Langlauf eine Tasse Ingwertee heizt richtig ein und bringt den Stoffwechsel noch mal auf Touren. Wenn dir Ingwertee nicht schmeckt, solltest du ihn einmal nach dem Rezept von Ayurvedakoch Nicki Sabnis von der Fraueninsel Chiemsee mit Apfelsaft verfeinern: Einfach ein Stückchen Ingwer in Scheiben schneiden, mindestens 10 Minuten in 150 Milliliter Wasser köcheln lassen und dann mit ungesüßtem Apfelsaft zu gleichen Teilen auffüllen.

Meditation für mehr Gelassenheit

Offensichtlich wohnt in uns eine Sehnsucht nach Wahrheit, Sinnhaftigkeit und der Verbindung mit etwas Größerem als uns selbst. Diese Verbindung spüre ich in der Natur, im Yoga und in der Meditation. Sie ist Ruhe und Besinnung – ein Allheilmittel.

Wenn du deinen Atem gleichmäßig ein- und ausströmen lässt, kehrt Ruhe ein. Nicht sofort, denn dazu sind wir oft zu erregt und nicht in der Übung. Wenn es aber in der Bewegungslosigkeit geschieht und nur der Augenblick wahrgenommen wird, man ganz fest im Moment verankert ist, kann Friede, Erholung und Heilung einkehren.

Menschen sehnen sich nach Wahrheit, Sinnhaftigkeit und Mitgefühl. Auch diese Werte entwickeln sich in der eigenen Stille. Es ist gut, diese Eigenschaften bei uns selbst zu suchen und nicht bei anderen, denn wir können die Menschen nicht ändern. Die einzige Chance ist, bei uns selbst anzufangen.

Morgenmeditation

Am besten eignet sich der Morgen für die Meditation. Steh früher auf und lass dich vom Morgen berühren. Spüre die Frische des neuen Tages, spüre, wie die Sonne und die gesamte Natur erwacht. Widme dich der Achtsamkeit, auch wenn es nur fünf Minuten sind.

» Fühle die Beschaffenheit des Tages. Wie wird er werden? Überlege, wie du diesen Tag durch dein Tun verbessern kannst? Wie kannst du ihm mehr Inhalt geben? Wie kannst du anderen Menschen helfen?

» Spüre die Kraft für diesen neuen, einzigartigen Tag, der dein Leben beeinflussen kann und Veränderungen in der Welt bewirken kann.

» Spüre die Tiefe in dir und richte dich aus auf den Tag, der dich erwartet.

Bei längeren Meditationen oder ganztägigen Schweigeseminaren können Emotionen an die Oberfläche kommen, die ängstigen und Zweifel wecken. Wenn man dableibt, nicht flüchtet, die Dunkelheit und Ängste, die in jedem von uns sind, annimmt, kann die Belohnung Helligkeit, Glanz und Freude sein. Du tauchst dann auf aus der Tiefe und siehst die Farben bunter, die Bäume klarer und die Natur voller Schönheit. Mit dem Durchhalten entwickelt sich Wachstum und Stärke.

Zen

Zen ist eine einzigartige Methode der Körper-Geist-Schulung, der buddhistische Weg zur Befreiung des Selbst. Zen steht für Entspannung, Ruhe und Klarheit. Wir beobachten unseren Körper und mit der Konzentration auf den Atem kommen unsere Gedanken zur Ruhe. Das Ziel ist, die Gedanken loszulassen. Auch wenn es nur für einen kurzen Moment ist, ist es pure Erholung und Klärung des Geistes. Die Seele kann aufatmen.
In mehrtägigen Zenseminaren wird die Achtsamkeit intensiv geschult. Danach bin ich in Hochstimmmung. Mein Lehrer André Steiner schulte unsere Mitarbeiter in der Technik des Sitzens und in »saori«, der Selbst-Wesensschau.

Gehmeditation

Bei dieser Meditation geht es um das Gehen selbst und nicht darum, an einen anderen Ort zu gelangen. Dies ist uns fremd. Wir eilen gewöhnlich von A nach B.

- Hebe den Fuß, setze ihn vor dich und verlagere das Gewicht.

- Nun hebst du den anderen Fuß und ziehst ihn nach. Kreuze die Hände dabei auf dem Rücken oder lege sie vor dem Körper aufeinander. Sollten die Gedanken abschweifen, was normal ist, konzentriere dich auf das Gehen.

- Hebe den Fuß und setze ihn vor den anderen. Beachte jeden Schritt. Sei nur im Hier und Jetzt.

- Übe in betont aufrechter Haltung, um ein harmonisches Verhältnis von Spannung und Entspannung zu haben, obwohl die Spannung am Anfang verstärkt ist und sich erst später, oft erst nach ein oder zwei Tagen einstellt.

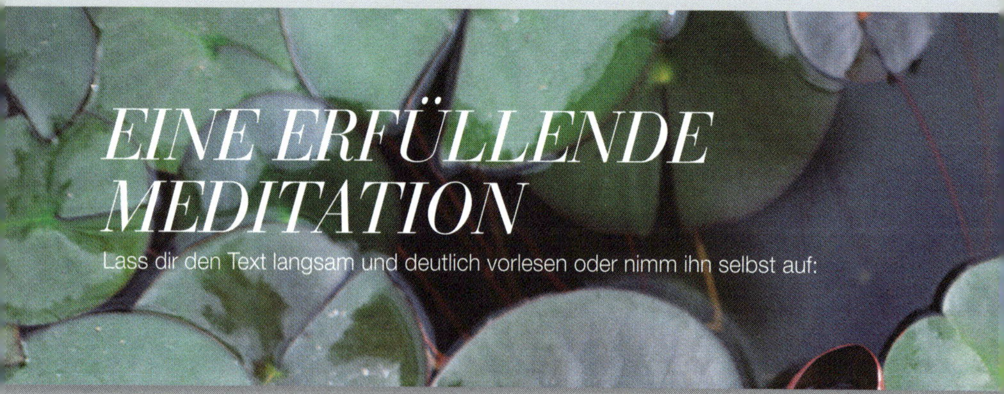

EINE ERFÜLLENDE MEDITATION

Lass dir den Text langsam und deutlich vorlesen oder nimm ihn selbst auf:

»Atme tief ein und wieder aus. Schließe deine Augen. Entspanne dich. Spüre, wie deine Entspannung mit jedem Atemzug größer wird und wie du alles loslässt. Dein Alltag, alles, was dir Sorgen oder Stress bereitet, entfernt sich. Spüre, wie eine Welle der Entspannung dich ganz sanft fortträgt. Sie steigt von deinen Füßen über deine Waden bis zu den Oberschenkeln hinauf. Nimm wahr, wie deine Muskeln immer schwerer und schwerer werden. Völlig entspannt. Spüre, wie die Welle der Entspannung deine Hüfte und deinen Bauchraum erreicht. Löse auch deinen Brustkorb, befreie Nacken und Schulterbereich. Lass zurück, was du tagtäglich mit dir herumträgst. Alle Last wird dir jetzt von deinen Schultern genommen und du bist unbeschwert.

Nimm wahr, wie die Welle der Entspannung deinen Kopf erreicht. Spüre, wie er immer schwerer wird und du immer tiefer in dich versinkst. Lass deine Gedanken vom Strom davontragen. Dein Kopf wird immer freier.

Spüre, wie die Welle der Entspannung deinen Rücken befreit und jeden einzelnen Wirbel erfasst.

Nun wende die Aufmerksamkeit deinen Füßen zu. Verwurzele deine Füße tief mit der Erde. Überlege, wie du über diese Wurzeln loslassen kannst, was du nicht länger brauchst: alle Sorgen, Ängste, Unsicherheiten, Zweifel, Wut, Frust, Ungeduld … Stell dir vor, dass die Erde aus einer wun-

dervollen orange-gelb leuchtenden Flamme besteht. Sie verwandelt alles, was du nicht mehr brauchst, in Liebe, Heilung, Vertrauen, Sicherheit, Geborgenheit, Mut und Kraft. Mit jedem Einatmen nimmst du diese wundervolle neue Energie und diese Qualitäten in jede einzelne deiner Zellen auf.
Stell dir nun vor, dass du am Himmel einen wundervollen Stern erblickst. Er sendet regenbogenfarbenes Licht, das Licht der Liebe und Heilung, in deinen Körper. Spüre, wie dieses Licht jede Körper. Spüre, wie das stärker werdende Licht in dir pulsiert. Es bestärkt dich, gesünder, vitaler, entspannter und glücklicher zu sein und Frieden mit dir und deinem Leben zu schließen. Komm nun langsam wieder zurück ins Hier und Jetzt. Bewege deine Finger und Zehen. Nimm einen tiefen Atemzug und kehre in deinen Körper zurück. Recke und strecke dich und wenn du bereit bist, öffne deine Augen. Nimm das Gefühl der Entspannung mit in deinen Alltag.«

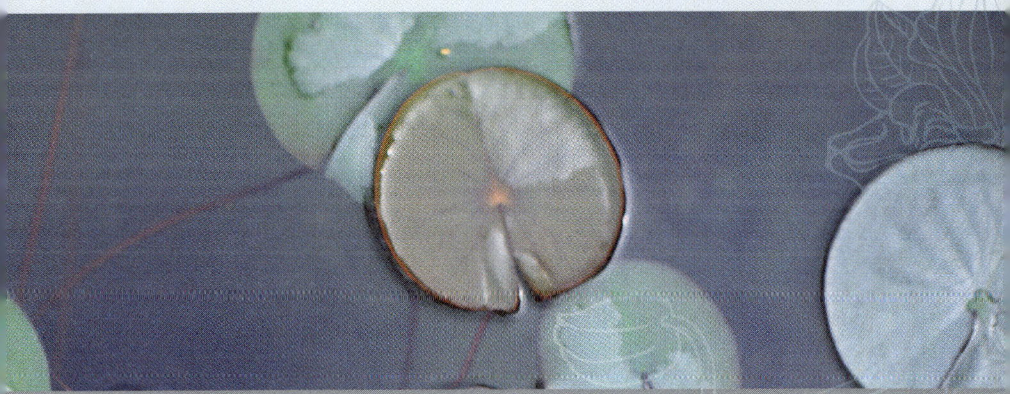

einzelne deiner Zellen durchflutet. Jede Zelle deines Körpers wird zu einem Sternenstäubchen und strahlt regenbogenfarbenes Licht aus. Mit jedem Herzschlag schickst du regenbogenfarbenes Licht durch deinen

Jedesmal, wenn du diese Entspannungsreise machst, kannst du dich noch leichter und tiefer fallen lassen. MIt der Zeit wirst du in jeder Situation deines Lebens entspannter sein und vieles so akzeptieren, wie es ist.

Qi Gong

Ich baue in meinem Yogakurs anfangs immer Übungen aus dem Qi Gong ein, weil sie uns erden und gleichzeitig in die Ruhe bringen. Qi Gong ist die perfekte Verbindung von Meditation und Bewegung. Man kann damit wahrhaftig Kraft tanken.

Das Gleichgewicht in Universum, Natur und Leben, sichtbar in Tag und Nacht, Leben und Tod, Ebbe und Flut, Ein – und Ausatmen beruht auf den Kräften Ying und Yang. Auch im täglichen Leben müssen wir beiden Rhythmen folgen. Wir tun dies meist nur einseitig, sind mehr in der Aktivität und gönnen uns weniger Ruhe. Oft spielen auch Verspannungen, Bewegungsmangel und falsche oder zu flache Atmung eine Rolle. Qi Gong bringt uns die geistigen und körperlichen Voraussetzungen, um wieder ins Gleichgewicht zu kommen.

Qi Gong, heißt Arbeit (Gong) mit dem Qi, der feinstofflichen Lebensenergie. Die Methode aus China ist hochwirksam zur Kultivierung des Lebens, sie stärkt Gesundheit und Vitalität und bringt uns in die Balance. Mit langsamen, bedachten Übungen und fließendem Atem kehrt Ruhe in Körper, Geist und Seele ein. Ähnlich wie bei der Akupunktur wird das blockierte Qi wieder ins Fließen gebracht und trägt so zur Heilung bei. Steigen und Sinken, Öffnen und Schließen, Spannen und Entspannen, dieses Zusammenspiel sind Inhalte der Übungen zur Pflege des Lebens.

Der Weg zur Ruhe

Die alte chinesische Kultur hat etwas unglaublich Anziehendes. Auf meiner Reise nach Hong Kong sah ich am sehr frühen Morgen die Chinesen im nebeligen Park. Fast unwirklich bewegten sie sich in Zeitlupe. Die Übungen waren voller Andacht und ganz im Fluss. Sie nahmen sich die Zeit, um sich in der hektischen Welt auf kleinem Raum selbst ins Gleichgewicht zu bringen. Meine erste »echte« Begegnung mit Qi Gong hatte ich dann im Kloster Frauenwörth auf der Fraueninsel im Chiemsee, wo alljährlich der Qi-Gong-

Lehrer Wolfgang Schmidtkunz seine Kurse gibt. Da ich den Chiemsee liebe, habe ich mit dem Schiff von Prien übergesetzt. Schon die Fahrt diente der Entschleunigung. Als ich dann mein Zimmer mit Blick auf den See bezog, ließ ich alles hinter mir. Das letzte Gespräch vor dem Üben in Schweigen durfte ich mit Schwester Scholastica führen, die ich bewundere. Sie ist eine Frau, die Business, Religion und Spiritualität verbindet und mit Humor die tollsten Dinge schafft. Es ist herrlich, wenn die Schwestern mit wehenden Benediktinerinnentrachten die Gänge des Klosters entlanglaufen, um Seminare zu organisieren und andere weltliche Dinge erledigen. Aber ich wollte ja zur Ruhe kommen. Wollte üben, Bewegung mit Stille verbinden und mich im Tun entspannen. Ich wollte erfahren, wie es ist, vollkommen in der Ruhe aufzugehen. Damit wollte ich den Geist, der immer wieder abschweift, zurück ins Hier und Jetzt holen.

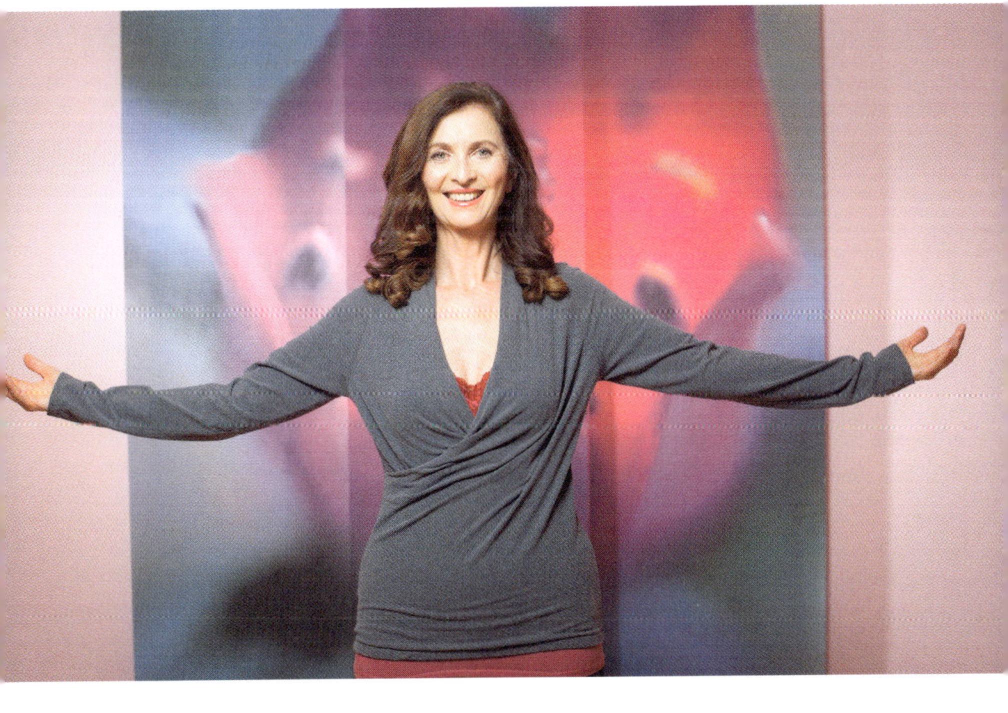

Himmel und Erde verbinden

Diese Übung schafft die geistige und körperliche Voraussetzung, um wieder ins Gleichgewicht zu kommen.

* Steh mit hüftbreit gegrätschten Beinen und hebe langsam beide Arme. Geh dabei auf die Zehenspitzen und atme ein. Der Atem ist genauso lang wie die Bewegung.

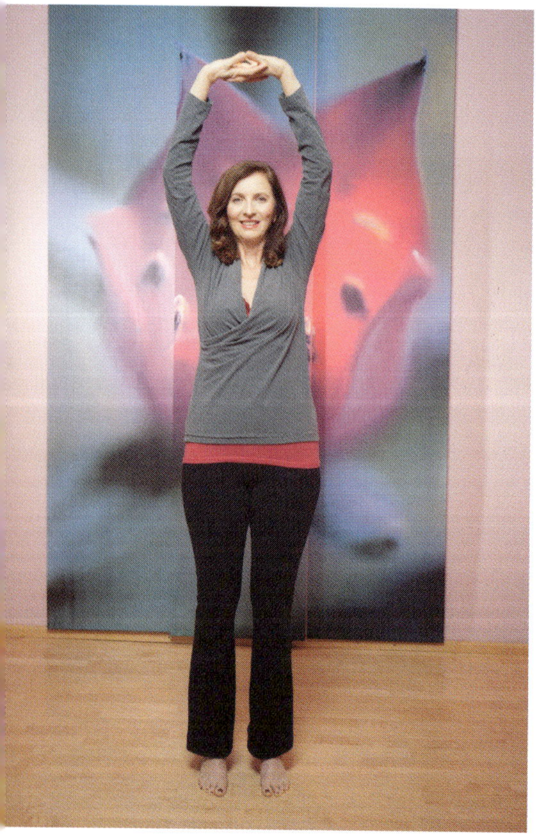

* Bring die Hände über dem Kopf ineinander und richte die Handflächen nach oben. Lockere die Schultern und die Lendenwirbelsäule. Atme dabei weiter ein.
* Atme genauso langsam aus und senke dabei Fersen und Arme ab. Wiederhole den Bewegungsablauf 3-mal. Atem und Üben sind eins.

Aktivierende Rückenübung

Diese Übung hilft gegen Rückenschmerzen und löst Nackenverspannungen. Sie fördert die Durchblutung des Gehirns und die geistige Klarheit.

* Steh aufrecht und führe die Arme über dem Kopf zusammen.
* Senke die Hände und falte sie vor der Brust. Senke dein Kinn zu den Händen.
* Streck die gefalteten Hände nach vorne und führe sie langsam nach

unten. Beuge auch den Rücken langsam nach vorne und lass den Kopf locker hängen.

* Öffne deine Hände und führe sie wieder nach oben. Richte dich dabei wieder auf. Beginn dann nochmals von vorne. 3–5-mal.

Das Qi beruhigen

Lass den Atem fließen, stärke dein Energiezentrum, beruhige den Geist.

* Umfange das Qi mit den Händen und senke es zum Boden ab. Über deinen Händen tritt Ruhe und Entspannung ein. Unterhalb der Hände sammelt sich Qi. 5-mal.

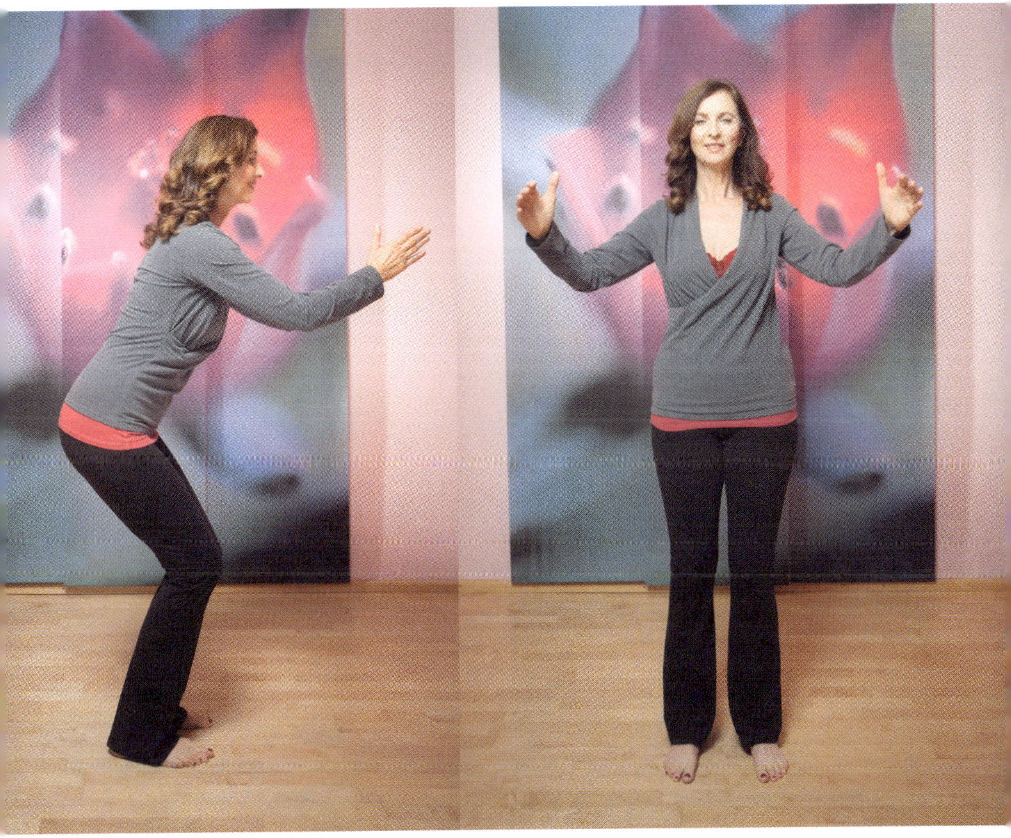

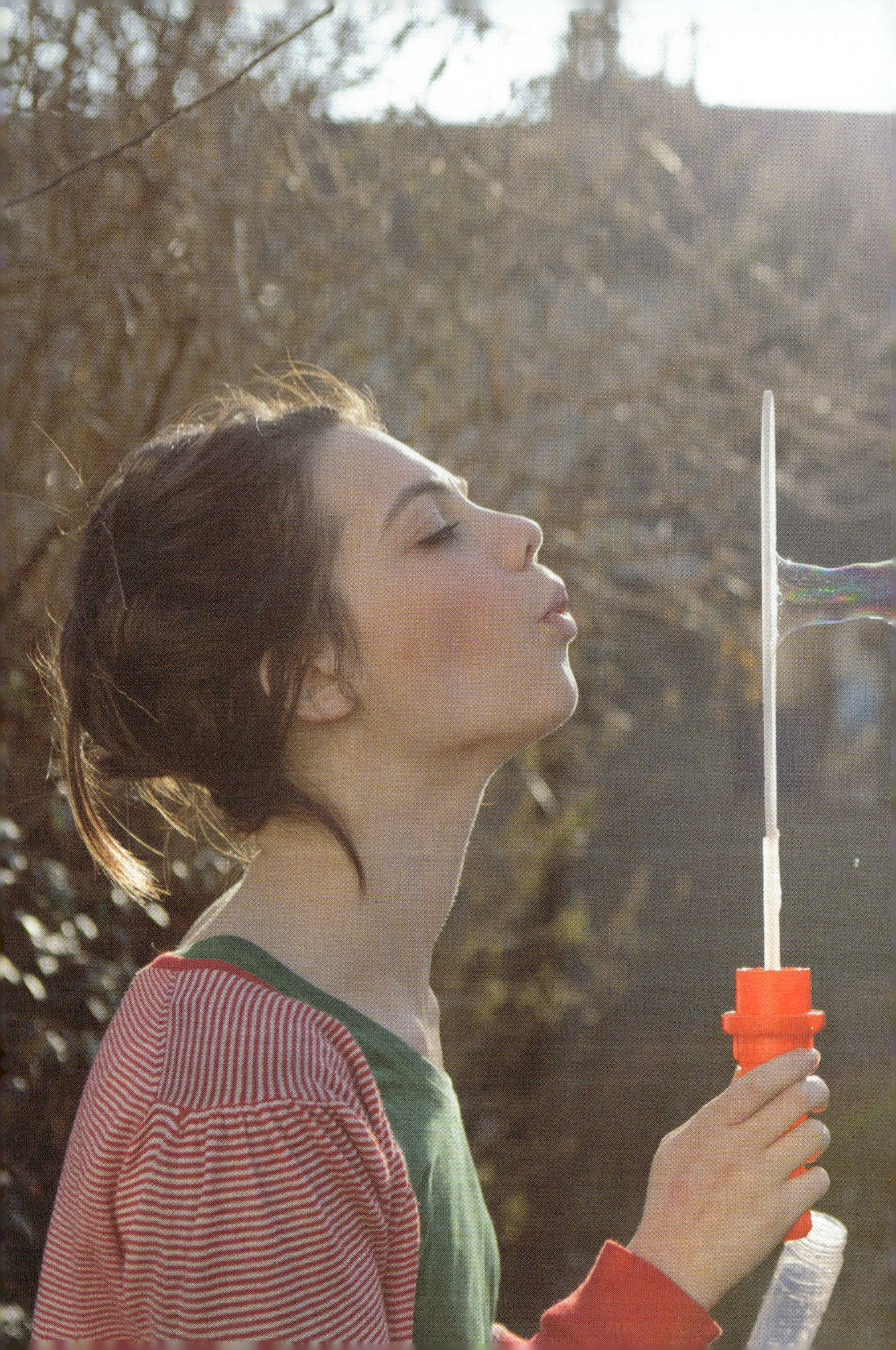

Stimmungs-aufheller

Anstatt jeden Tag aufs Neue zu genießen, schleppen wir uns nur allzu oft von einem Termin zum nächsten und verschwenden dafür wertvolle Stunden. Nimm dir Zeit für dich selbst, damit die positive Energie wieder Platz in deinem Leben findet. Denn schlechte Laune und Trübsinn sind die natürlichen Feinde von Kreativität und Lebensfreude.

Mein Anti-miese-Laune-Programm

Stimmungsschwankungen sind immer ein Zeichen dafür, dass irgendetwas in unserem Leben nicht mehr ganz im Lot ist. Vielleicht bremst dich etwas, raubt deine Energie oder verdirbt dir die Laune. Wenn ich selbst spüre, dass ich ständig schlecht gelaunt bin, nehme ich mir erst einmal etwas Zeit nur für mich und folge meinem persönlichen Vier-Schritte-Progamm. Probier es aus!

Der schlechten Laune auf der Spur

Wenn du dich nicht gut fühlst, kannst du dich zum Beispiel fragen:

- Wie sieht es mit meinem Alkohol- und Koffeinkonsum aus?
- Wie viel Obst und Gemüse esse ich?
- Wie steht es um meine Fitness?
- Bin ich gestresst und wirke ich dem mit ausgleichenden Übungen entgegen?

1. Schritt: Raus!

Was bei mir fast immer sehr schnell hilft, ist frische Luft: Ich gehe einmal um den Block oder hebe und senke bei geöffnetem Fenster die Arme und beuge dabei den Oberkörper zum Boden. Danach beginne ich mit dem ayurvedischen Stimmungsprogramm: In einem gut gewärmten Raum lege ich zwei bis drei große Hand- oder Leinentücher bereit, um mich nach der Öleinreibung damit abzudecken und sie bei der anschließenden Meditation unterzulegen.

2. Schritt: Massage

Bei einer Selbstmassage reibe ich nun den Körper mit gewärmtem Sesamöl ein, im Sommer gerne auch Kokosöl:

» Zuerst trage ich etwas Öl auf Kopfhaut und Haare auf (allerdings nur, wenn ich meine Haare ohnehin waschen will).

» Dann verteile ich das Öl von oben nach unten auf dem Körper und massiere es an Armen und Beinen in Auf- und Abwärtsbewegungen, an den Gelenken in Kreisbewegungen ein. Am Bauch massiere ich sanft mit beiden Händen im Uhrzeigersinn und folge so dem Verlauf des Dickdarms.

Anschließend wickle ich mich in die vorbereiteten Tücher, lege ein Handtuch unter und gehe in die Meditationshaltung. Dabei achte ich auf eine angenehme Sitzhaltung, damit der Körper entspannen kann. Vor allem der Rücken muss möglichst gerade sein. Hierzu eignet sich der Fersensitz oder der einfache Schneidersitz. Wer sich bei beiden schwertut, kann sich auch auf einen Stuhl setzen.

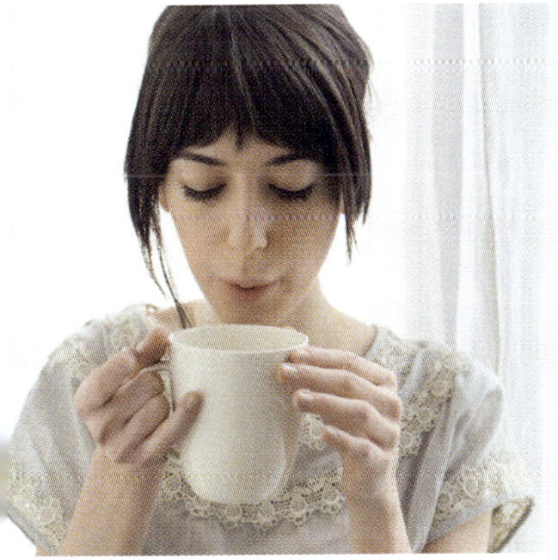

3. Schritt: Visualisieren

Vor meinem geistigen Auge sehe ich mich lachend, strahlend und voller Gelassenheit. Ich sage mir vor: »Ich fühle mich richtig wohl in meiner Haut. Ich fühle mich gelassen und glücklich.« Schon spüre ich die Worte in meinem Inneren und auf meiner Haut.

4. Schritt: Genießen

Nach der Meditation wasche ich das Öl ab, schlüpfe in Wohlfühlkleidung und koche mir einen Tee oder Reis mit Gemüse. Dazu erhitze ich ayurvedische Gewürze (siehe Seite 36–37) in Ghee, füge klein geschnittenen Ingwer dazu, reichere mit Kurkuma an und gebe unter Rühren gewürfeltes Lieblingsgemüse dazu. Kurz andünsten, heißes Wasser angießen und alles ca. 10 Minuten zugedeckt köcheln lassen. Zum Beispiel noch Blumenkohl- oder Brokkoliröschen dazugeben und weitere 5 Minuten kochen. Mit Kräutern garnieren und mit Reis genießen. Auch gut: warmer Brei oder warmes Dinkelvollkornbrot mit Butter, Frischkäse, Honig oder Marmelade (wenig Zucker).

Gelassen und heiter mit Yoga

Schon vor tausenden Jahren haben die Yogis festgestellt, dass Körper und Geist aufeinander wirken und dass eine positive Veränderung in einem auch das andere beeinflusst. Mit dem Üben von Asanas ermöglichen wir also nicht nur körperlich, sondern auch seelisch eine Veränderung im Wohlbefinden.

Mit Yoga lernen wir ohne Wertung zu beobachten. Dies vertieft den Blick auf die Welt. Mit dem Üben tritt Gelassenheit ein und wir entwickeln Lebensfreude. Zum einen liegt das an den ausgeschütteten Endorphinen, zum anderen aber auch durch die Verbundenheit mit unserem tiefsten Inneren.

Meditation zur Stimmungsaufhellung

- Verbinde dich in Sitzhaltung mit Mutter Erde und schöpfe Energie (Prana) aus ihr.
- Spüre Wurzeln an deinen Füßen und deinem Gesäß. Spüre, wie sie in den Boden wachsen.
- Öffne dein Herz und lasse Kraft einströmen.
- Öffne dich nach oben zum Universum und visualisiere eine Lotusblume auf deinem Kopf. Durch diese Lotusblüte fließt Lebensenergie in dich.
- Dein ganzer Körper ist mit der Farbe Gold durchblutet.
- Lass alles los, was du jetzt nicht mehr brauchst.
- Spüre die Dankbarkeit und Freude für dein Leben.
- Bleibe mindestens 5 Minuten ruhig sitzen und spüre nach. Dehne die Meditation mit der Zeit aus.
- Nach Beendigung der Meditation hebst und senkst du deine Arme nach außen und nach oben, um Prana zu tanken.

Nicht umsonst heißt der Meditationssitz »Sukhassana«, der Glückssitz. Je öfter wir darin verweilen, desto leichter und befreiter fühlen wir uns.

Hund und Held

Spüre die Durchblutung des Kopfes und die Muskeldehnung. Öffne dein Herz Richtung Boden und spüre den Mut und die Kraft der Heldin.

* Ausgangspositon ist der Vierfüßlerstand. Hebe langsam die Knie vom Boden, drücke die Hände gespreizt in den Boden (Mittelfinger zeigen nach vorne), strecke die Beine aus und schiebe die Hüfte so weit wie möglich nach oben. Dein Kopf ist zwischen den Armen und schaut zu den Füßen.. Nacken und Schultern sind entspannt. Die Füße sind hüftbreit auseinander und die Fersen sinken Richtung Boden. Halte die Position 3–4 Atemzüge.

* Mit der Einatmung bringst du das rechte Bein zwischen die Hände nach vorne (Finger und Zehen sind in einer Linie) und hebst aus der Kraft der Beine den Oberkörper.

* Das vordere Knie ist nun um 90 Grad angewinkelt, das hintere Bein ausgestreckt. Dein Fuß ist am Boden und die Fußzehen zeigen zur Seite nach außen.

* Strecke die Arme auf Schulterhöhe kraftvoll waagerecht aus. Richte deinen Blick zur vorderen Hand. Der Oberkörper ist aufgerichtet, der Brustkorb angehoben. Wieder 3–4 Atemzüge halten, dann die Seite wechseln.

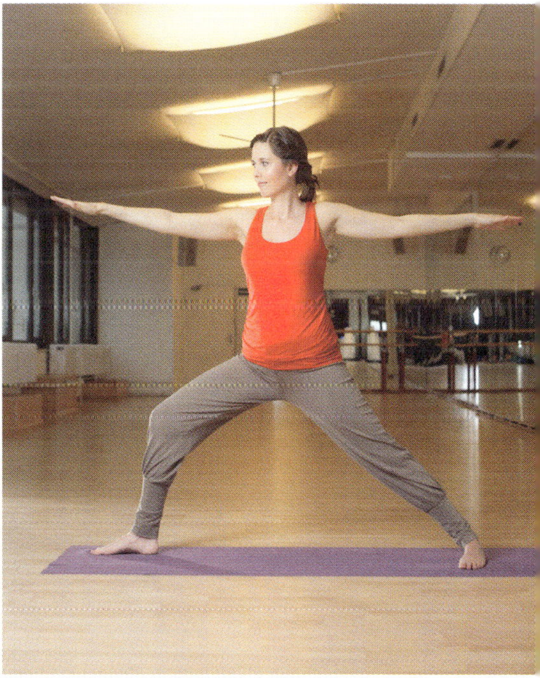

Dreieck

Spüre die Verbindung zwischen Himmel und Erde.

* Starte aus dem »Held«: Strecke das rechte Bein aus und zieh die rechte Körperhälfte lang.

* Lege die rechte Hand auf das Schienbein und strecke den linken Arm nach oben. Der rechte Fuß zeigt gerade nach vorne, der linke ist um etwa 20 Grad nach innen gedreht. Die rechte Ferse befindet sich in einer Linie mit der Mitte des linken Fußes. Hebe den Blick zum oberen Daumen und wechsle nach 3–4 Atemzügen die Seite.

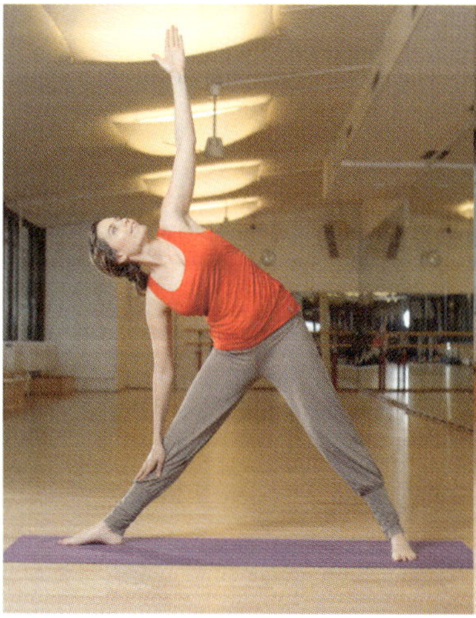

Kobra

Öffne Dein Herz!

* Du liegst auf dem Bauch, die Beine sind ausgestreckt, die Fußrücken sind am Boden. Die Hände sind so neben dem Körper aufgestellt, dass die Fingerspitzen mit den Schultern abschließen.

* Zieh nun deine Schulterblätter nach hinten und unten. Hebe dann den Kopf, die Schultern und den Brustkorb leicht an. Die Ellbogen sind eng am Körper und die Blick ist nach vorne gerichtet.

* Halte die Position 3–4 Atemzüge.

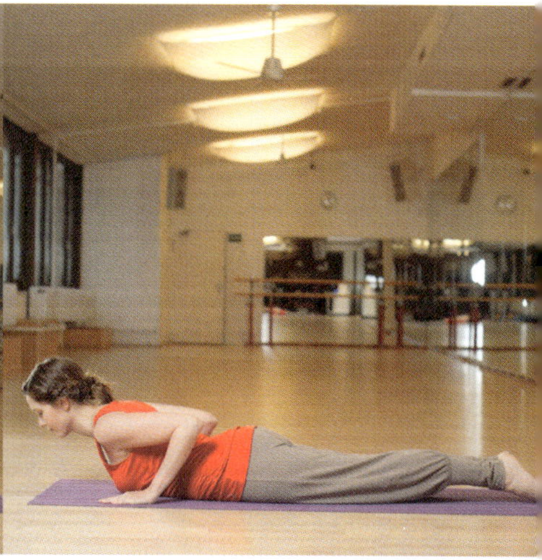

Halbes Rad

Öffne dein Herz und wiederhole das Mantra »Lass los«, um dich der Freude zu öffnen.

* Leg dich bequem auf einer Matte auf den Rücken..Beuge die Beine und stell die Füße hüftbreit auseinander auf der Unterlage auf. Wenn du die Arme ausstreckst, solltest du die Fersen mit den Fingern berühren können.

* Drücke beide Füße fest in den Boden und hebe mit dem nächsten Einatmen den Rücken vom Steißbein aus langsam nach oben – achtsam Wirbel für Wirbel. .

* Verschränke deine Finger unter dem Rücken ineinander und hebe den Brustkorb so hoch wie möglich an. Achte dabei darauf, dass dein Körpergewicht noch auf den Schultern liegt und nicht nur vom Nacken getragen wird.

* Halte die Position 3–4 Atemzüge lang. Atme währenddessen tief und gleichmäßig.

* MIt dem nächsten Einatmen legst du dann Wirbel für Wirbel wieder am Boden ab. Spüre noch einen Moment nach.

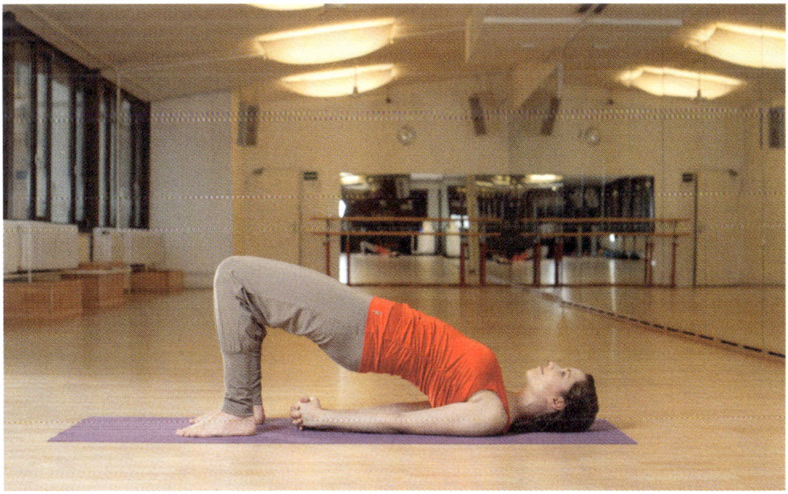

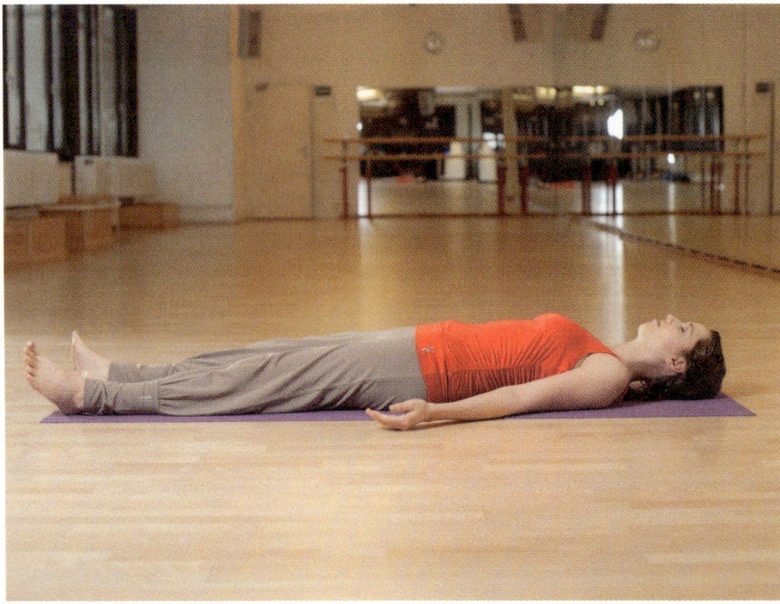

Savasana

Lass alles was du jetzt nicht mehr brauchst in die Erde sinken. Alles Schwere, alle Belastung. Lass los! Es gibt nichts mehr zu tun.

* Lege dich entspannt auf den Rücken, die Beine sind mehr als hüftbreit auseinander, die Füße fallen auseinander. Die Arme liegen neben dem Körper, die Handflächen zeigen nach oben. Verweile so für 20 tiefe Atemzüge.
* Begib dich nach den Yogaübungen wieder in die gerade Sitzhaltung: Richte dich auf und öffne dein Herz. Sage dreimal »Ohm. Lokah samasta sukin bawantu: Mögen alle Lebewesen glücklich und frei sein.« Verbeuge dich vor dir, verneige dich tief vor dem Leben und wenn du möchtest vor einem höheren Selbst. Spüre die Dankbarkeit und öffne dich für die Freude.

Lachyoga

Kilian, ein Freund meiner Tochter Anna-Marisa, erzählte uns von seiner Reise nach Indien und seiner Ausbildung zum Lachyogalehrer bei Dr. Madan Kataria. Dessen Motto ist Folgendes: »Wir lachen nicht, weil wir glücklich sind. Wir sind glücklich, weil wir lachen.« Im Dezember 2012 organisierten wir daraufhin selbst einen Workshop und die Nachfrage war so groß, dass wir die Anmeldungen gar nicht alle annehmen konnten. Sogar meine über 80-jährige Mutter saß auf einem Stuhl am Rande der Gruppe und lachte mit.Das war ein schönes Bild.
Das Konzept von Lachyoga basiert auf der wissenschaftlichen Tatsache, dass der Körper nicht zwischen gespieltem und echtem Lachen unterscheiden kann. Die Hormone fließen einfach. Lachyoga kombiniert daher Lachübungen mit Atemübungen aus dem Yoga. Der Nebeneffekt: Frischer Sauerstoff kommt in die Lungen und die Abwehrkräfte werden gestärkt. Lachforscher fanden heraus, dass eine Minute herzhaftes Lachen genauso positiv wirkt wie 45 Minuten Meditation oder zehn Minuten Jogging.

Lach mit!

Probier es selbst aus: Hebe deine Arme mit der Einatmung seitlich nach oben. Lache, wenn du sie wieder senkst. Vielleicht bringt dich das künstliche Lachen ins Echte. Wenn nicht, macht das nichts. Der Körper schüttet auch so Hormone aus, die dich froh machen.

Positiver Effekt beim Lachen

Anti-Stress	Endorphine (Glückshormone) stoppen das stressbildende Adrenalin.
Immunsystem	Die Produktion von körpereigenen Abwehrstoffen wird deutlich gesteigert.
Sauerstoff	Die vermehrte Sauerstoffaufnahme hilft gegen Krebs und andere Krankheiten.
Fitness	300 Muskeln kommen in Bewegung.

Mit Krankheit und Leid umgehen

Es gibt Momente im Leben, in denen wir leiden. Schmerzen setzen uns zu. Wir nehmen Medikamente, suchen Ärzte auf und fühlen uns ohnmächtig. Schmerz ist subjektiv. Jeder empfindet ihn anders. Wenn wir den Schmerz akzeptieren, ihn als Teil unseres Seins verinnerlichen, lassen wir uns nicht von ihm beherrschen. Dazu gibt es einige Studien: So haben zum Beispiel Forscher der Wake Forest University in North Carolina/USA nachgewiesen, dass Patienten, die meditieren, Schmerzen als weniger intensiv und unangenehm wahrnehmen. Die Aktivitäten in den für die Schmerzwahrnehmung zuständigen Bereichen des Großhirns gehen zurück. Schon vier Tage Achtsamkeitstraining reichen für eine deutliche Verbesserung aus.
Auch Jon Kabat-Zinn, Professor für Molekularmedizin an der Universität Massachusetts, erforschte, dass die Menschen trotz aufwendiger Heilverfahren und Arzneimittel immer kränker und gestresster werden. Auf der Suche nach Möglichkeiten zu helfen, entdeckte er die Achtsamkeit.
Die University of California bestätigt ebenfalls, dass Meditation, verbunden mit gesünderem Verhalten, die Gesundheit fördert und das Leben verlängert. Die psychischen Veränderungen sollen mit einer erhöhten Aktivität des Enzyms Telomerase zusammenhängen. Dean Ornish, einer der bekanntesten Mediziner in USA und Professor an der University of California, meint so-

Atmen gegen den Schmerz

Forschungsergebnisse der Universität Montreal zeigen: Durch eine Atemtechnik, die übrigens auch bei Yoga praktiziert wird, beruhigen sich die Gedanken und der Blutdruck sinkt. Auch das Schmerzempfinden wird gesenkt.

gar, dass Ernährung, Bewegung, Stressmanagement, Meditation und Liebe die Säulen der Gesundheit sind.

So hilft Meditation

Durch regelmäßige Meditation begreifen wir, dass wir zu jeder Zeit vollkommen sind, auch wenn wir uns verändern. In unseren Veränderungen tragen wir Narben, Verletzungen und Schmerzen mit uns. Und doch sind wir in der Veränderung doch ganz. Hierin liegt der Schlüssel zur Heilung. Wenn wir ganz mit unserem Sein verbunden sind, können wir Schmerz akzeptieren und annehmen. Wir realisieren dann, dass wir mehr sind als nur Probleme, Krankheit und Schmerz. Auf diese Weise lassen sich Schmerzen um fast 20 Prozent reduzieren.

Achtsamkeitsmeditation

Diese Übung hilft dir, den Schmerz einzufangen und aufzulösen, beziehungsweise ihn zu lindern.

* Schließe die Augen und atme einige Male tief ein und aus.
* Nun stell dir vor, dass du einen großen Stein in der Hand hältst.
* Stell dir vor, dass dein Schmerz in diesen Stein fließt.
* Stell dir vor, dass der Stein alles Leid aus dir heraussaugt und in sich speichert.
* Nun wasche in Gedanken den Stein und wasche auch den Schmerz weg.

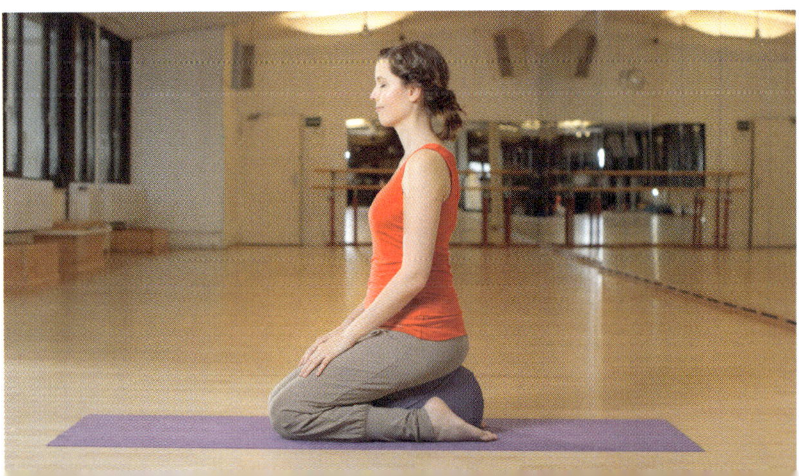

Gute-Laune-Gerichte

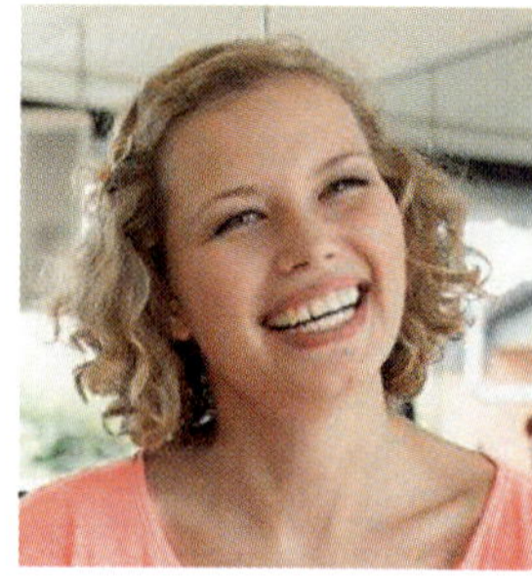

Anna-Marisas Spinatravioli mit Pinienkernen

ZUTATEN
FÜR 6 PORTIONEN:
400 G DINKELMEHL (TYP 1050)
5 EIER
SALZ
600 G FRISCHER SPINAT
1 FRÜHLINGSZWIEBEL
1/2 KNOBLAUCHZEHE
1 TL KURKUMA
30 G PINIENKERNE
1 BUND BASILIKUM
2 EL OLIVENÖL
200 G RICOTTA
4 EL GERIEBENER PARMESAN
PFEFFER
50 G BUTTER

1 Mehl mit 4 Eier und 1 Prise Salz verkneten und den Teig 30 Minuten ruhen lassen.

2 Den Spinat waschen und verlesen. In Salzwasser 1 Minute blanchieren. Abtropfen lassen und zerkleinern.

3 Zwiebel und Knoblauch schälen und fein hacken. Die Pinienkerne in einer Pfanne leicht rösten.

4 Basilikum waschen, trocken tupfen und die Blätter klein schneiden. 1 EL davon zum Anrichten aufbewahren.

5 Öl in einer Pfanne erhitzen, Zwiebel, Knoblauch und Kurkuma darin anschwitzen. Spinat, Pinienkerne und Basilikum dazugeben. 1–2 Minuten dünsten. Abkühlen lassen.

6 Ricotta und 2 EL geriebenen Parmesan mit der lauwarmen Spinatmischung, dem letzten Ei sowie 1 Prise Salz und Pfeffer vermengen.

7 Zwei große dünne Teigblätter ausrollen. Die Fülle auf einem der Teigblätter mittig verteilen, das andere Teigblatt darauflegen und an den äußeren Rändern festdrücken. Die Ravioli in die gewünschte Form schneiden.

8 Wasser zum Kochen bringen, Salz hinzufügen und die Ravioli in das kochende Wasser geben. Sie sind fertig, wenn sie oben schwimmen.

9 Butter in einer Pfanne schmelzen, 2 EL Kochwasser von den Ravioli dazugeben. Ravioli abgießen, in die Pfanne geben, mit dem verbliebenen Parmesan bestreuen und mit Basilikum anrichten.

Wildkräuteromelett

1 Mehl, Milch, Ei, Salz sowie je 1 Prise Galgant, Muskat und Kurkuma vermischen und den Teig eine halbe Stunde quellen lassen.

2 Nacheinander in heißem Ghee drei Omeletts backen. Im Ofen warm halten.

3 Für die Wildkräuterfüllung Gelbsenfkörner, Koriander, Kreuzkümmel, Bockhornklee und Kurkuma in etwas Ghee dünsten, so lange bis sich die Gewürze entfalten. Dann etwas Ingwer und 2 Frühlingszwiebeln dazugeben und goldgelb dünsten. Wildkräuter zugeben und kurz mitdünsten. Mit Galgant abschmecken.

4 Schafskäse würfeln, mit der Wildkräutermischung vermengen und die Omeletts damit füllen.

ZUTATEN

FÜR 3 PORTIONEN:

3 ESSLÖFFEL DINKELMEHL
200 ML MILCH
2 EIER
SALZ
GALGANT, MUSKATNUSS, KURKUMA, GELBSENFKÖRNER, KORIANDER, KREUZKÜMMEL, BOCKHORNKLEE
1 FRÜHLINGSZWIEBEL
150 G WILDKRÄUTER (Z. B. KERBEL, LÖWENZAHN, RUCOLA, BRENNNESSEL, MINZE, SCHAFGARBE, BÄRLAUCH ODER SAUERRAMPFER)
150 G SCHAFSKÄSE
GHEE FÜR DIE PFANNE

PLATZ FÜR DEINE NOTIZEN

DAS HAT MIR BESONDERS GUTGETAN:

»Das Glück besteht nicht darin, dass du tun kannst, was du tun willst, sondern darin, dass du immer willst, was du tust.«

Leo N. Tolstoi

....

....

....

....

....

....

....

....

....

....

....

Adressen & Bücher

Adressen

- My Sportlady
  Fitness für Frauen GmbH
  Klenzestr. 57 c
  80469 München
- www.govindanatur.de: Hier erhältst du die ayurvedische Kräutermischung Triphala.
- www.imakoko.de: Zen-Zentrum – Information, Coaching und Seminare
- www.laxmi-foods.de: Gewürze, Lebensmittel und Werkzeuge für die ayurvedische Küche.
- www.md-gesundheitscoach.de: Seminare, Workshops und Coaching, die auch in die Kunst der Meditation einführen.
- www.muenchen-alexander-technik.de: Infos zur Alexander-Technik.
- www.qigong-schmidtkunz.de: Homepage meines Qi-Gong-Lehrers Wolfgang Schmidtkunz.
- www.pharmos-natur.de: Viele natürliche Produkte für Wohlbefinden und Schönheit.
- www.p-jentschura.com: Produkte für die gesunde Ernährung und die basische Körperpflege.
- www.safi-nidiaye.de: Mit der körperzentrierten Herzensarbeit von Safi Nidaye kommen wir unserer Freude und unserem Herzen auf die Spur.
- www.praxisamherzogpark.de: Körperzentrierte Herzensarbeit

Bücher

- Alexander, Frederick Matthias: Der Gebrauch des Selbst. Karger, Freiburg
- Frawley Dr., David: Yoga und Ayurveda. Windpferd, Oberstdorf
- Göb, Surdham: Meine vegane Küche. AT Verlag, Aarau
- Möhring, Wolfgang: Progressive Muskelentspannung (CD). Irisiana, München
- Nidiaye, Safi: Das befreite Herz. Von der Wohltat des emotionalen Aufräumens. Allegria, Berlin
- Qingsgan, Liu: Qi Gong. Südwest Verlag, München
- Sabnis, Nicky: Das große Ayurveda-Kochbuch: 150 einfache, indisch inspirierte Rezepte. AT Verlag, Aarau
- Williams, Mark/Penman, Danny: Meditation im Alltag. Arkana, München

Übungsregister

Impressum

MIX
Papier aus verantwortungsvollen Quellen
FSC® C005833

Verlagsgruppe Random House FSC® N001967
Das für dieses Buch verwendete FSC®-zertifizierte Papier *Juwel Offset* liefert Arctic Paper, Kostrzyn.

Dank

Ich danke meiner Mutter für ihr Dasein und meinen Töchtern Jessica und Anna-Marisa für ihre Liebe. Ich danke allen Menschen, die mir dieses Buch ermöglicht haben, mich auf dem Weg des Schreibens begleitet und an dem Buch mitgewirkt haben, insbesondere meinen Mitarbeitern Steffi, Louise, Madeleine, Elisabeth, Vanessa, Lena und Marie. Ein Dank an alle Fotomodelle: Jessica, Anna-Marisa, Melanie, David und Victoria.

Projektleitung: Nikola Hirmer
Redaktion: Sylvie Hinderberger, München
Satz: Christopher Hammond, München
Korrektorat: Claudia Kohnle, München
Layout: *zeichenpool, Milena Djuranovic, München
Umschlaggestaltung und Konzeption: Geviert – Büro für Kommunikationsdesign München

Bildnachweis:

Fotografie: Christian M. Weiss
Haare/Make up: Despoina Algiovanoglou
Styling: Susa Lichtenstein
Illustrationen: Christian M. Weiss
mit Ausnahme von Cover (Blume und Hintergrund) und Seite 3ff. (Blumenornament): shutterstock

gettyimages, München: 10/11 (Atanas Bezov), 71 (Thomas Barwick), 97 (Lisa Romerein); Jalag Syndication, Hamburg: 50 (Peter Flint); Jump, Hamburg: 29 (Kristiane Vey); Kirstein Jasmin privat: 2, 166; plainpicture, Hamburg: 25 (Annika Vannerus), 41 (Lubitz+Dorner), 42/43 (Sigrid Olsson), 60 (Tom Merton), 66/67 (Chev Wilkinson), 86 (Kathrin Ziegler), 89 (Don Freeman). 92/93 (Zero Creatives), 118/119 (Jessica Alice Hath), 136/137 (Maria Teijeiro), 154/155 (Ariel Kay), 157 (ballyscanlon); stockfood, München: 35 (Valérie Lhomme), 65 (Carl Pendle), 91 (Peter Garten), 126 (Jim Norton); Südwest Verlag Archiv: 19 (istockphoto/kzenon), 31 (photodisc), 36/37 (istockphoto/Alasdair Thomson), 63 (stockbyte/George Doyle), 82 (istockphoto/Christopher Futcher), 106 (creativ collection), 124 (istockphoto/Handmade Pictures), 135 (ImageSource), 139 (istockphoto/Caia-Image), 140, 148/149 (photodisc)

Druck und Bindung: Těšínská tiskárna, Český Těšín
Printed in the Czech Republic

ISBN 978-3-424-15239-5

1. Auflage 2014